むかしの頭で診ていませんか？
神経診療をスッキリまとめました

【編集】
宮嶋裕明
Hiroaki Miyajima

Learn Clinical Neurology
in Fast and Easy Way

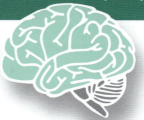

南江堂

執筆者一覧

編　集

宮嶋　裕明	みやじま ひろあき	浜松医科大学名誉教授／天竜厚生会

執　筆 （執筆順）

福武　敏夫	ふくたけ としお	亀田メディカルセンター脳神経内科
佐藤慶史郎	さとう けいしろう	聖隷浜松病院神経内科・てんかん科
海田　賢一	かいだ けんいち	埼玉医科大学総合医療センター神経内科
新井　基洋	あらい もとひろ	横浜市立みなと赤十字病院耳鼻咽喉科／めまい・平衡神経科
永田栄一郎	ながた えいいちろう	東海大学医学部内科学系脳神経内科
松尾　秀徳	まつお ひでのり	国立病院機構長崎病院
中島　一郎	なかしま いちろう	東北医科薬科大学医学部老年神経内科学
野中　道夫	のなか みちお	北祐会神経内科病院／北海道神経難病研究センター
熱田　直樹	あつた なおき	愛知医科大学神経内科
亀山　　隆	かめやま たかし	中部ろうさい病院神経内科
砂田　芳秀	すなだ よしひで	川崎医科大学神経内科学
細井　泰志	ほそい やすし	浜松医科大学内科学第一講座
石川　欽也	いしかわ きんや	東京医科歯科大学医学部附属病院長寿・健康人生推進センター
小池　春樹	こいけ はるき	名古屋大学大学院医学系研究科神経内科学
朝比奈正人	あさひな まさと	脳神経内科津田沼
波田野　琢	はたの たく	順天堂大学大学院医学研究科神経学
柏原　健一	かしはら けんいち	岡山脳神経内科クリニック
杉山　憲嗣	すぎやま けんじ	豊田えいせい病院脳神経外科
小西　高志	こにし たかし	静岡赤十字病院第三脳神経内科

出口 一志	でぐち かずし	香川大学医学部附属病院脳神経内科
岡 靖哲	おか やすのり	愛媛大学医学部附属病院睡眠医療センター
岡 考	おか こう	みしま岡クリニック
寺田 清人	てらだ きよひと	てんかんと発達の横浜みのる神経クリニック
藤田 恭平	ふじた きょうへい	東京医科歯科大学血管内治療科
尾原 信行	おはら のぶゆき	神戸市立医療センター中央市民病院脳神経内科
平野 照之	ひらの てるゆき	杏林大学医学部脳卒中医学
山上 宏	やまがみ ひろし	国立病院機構大阪南医療センター脳卒中内科
中原 仁	なかはら じん	慶應義塾大学医学部神経内科
中嶋 秀人	なかじま ひでと	日本大学医学部内科学系神経内科学分野
服部 憲明	はっとり のりあき	富山大学学術研究部医学系リハビリテーション科
関島 良樹	せきじま よしき	信州大学医学部内科学第三教室(脳神経内科,リウマチ・膠原病内科)
宮嶋 裕明	みやじま ひろあき	浜松医科大学名誉教授／天竜厚生会

序　文

　今でも内科医の集まりに行くと"神経疾患は，難しい，治らない，覚えられない"と言われます．しかし，近年の神経科学の進歩は著しく，分子レベルの病態解明から新たな治療法開発までめざましいものがあります．にもかかわらず，やはり神経疾患は食わず嫌いの対象です．そんな時，この好評シリーズ「むかしの頭で診ていませんか？」のお話をいただきました．

　神経系が専門ではない医師が日常診療で遭遇する可能性の高い疾患・病態に絞って，「必要な情報」を「簡単な言葉」でスッキリまとめて提示するというコンセプトに共感しました．そこで，日頃の臨床で疑問に思っていること，専攻医とのカンファレンスでの話題からテーマを選びました．

　ところで，科学のひとつである医学では，診療において患者さんをよく「観察」しなさい，と昔からよく言われています．なかでも神経の診療では，患者さんの症状・徴候を十二分に観察することから始まります．そうして，愚直に細部を一つひとつ詳細に丹念に観察し，おぼろげながらでも疾患の尻尾を掴まえられたらしめたものです．一方，細部を一つひとつクッキリと押さえるのではなく，大雑把ではあっても一次近似を粗くとって観察し，全体像を掴むというのもあります．言い換えれば，観察することの本態とは「何かを見ること」ではなく，「何を見たらよいか気づくこと」です．この「神経診療をスッキリまとめました」では，この気づきのポイントが随所にちりばめられています．日常診療でのコツから最新のトピックまで，神経疾患が苦手な人から神経専門医まで十分楽しんで読むことができる内容です．

　最後に，37年前に田舎の病院で初期研修をたまたまご一緒した縁で，このシリーズへお誘いくださった村川裕二先生に厚く御礼申し上げます．そして，ご執筆くださいました専門医の皆様，興味を抱きこの本を手に取ってくださったあなたに深謝致します．

2019年4月

宮嶋裕明

目 次

1 それは緊急です ［救急神経疾患］ —————— 福武　敏夫　　1

2 けいれん出たら神経内科 ［てんかん］ —————— 佐藤慶史郎　　9

3 ギラン・バレーかも ［ギラン・バレー症候群］ —————— 海田　賢一　　14

4 めまいはまず耳鼻科 ［めまい］ —————— 新井　基洋　　21

5 頭痛―高いクスリを処方してよい？ ［片頭痛］ —————— 永田栄一郎　　28

6 まぶたが下がれば神経内科 ［重症筋無力症］ —————— 松尾　秀徳　　36

7 止まらないしゃっくり ［視神経脊髄炎］ —————— 中島　一郎　　43

8 なぜ，食べ物が気管に入ってしまうのか？ ［嚥下障害］ —————— 野中　道夫　　48

9 広がる手足，舌の痩せ ［筋萎縮性側索硬化症］ —————— 熱田　直樹　　55

10 ALS とどこが違う？ ［頸椎症］ —————— 亀山　隆　　62

11 不器用になる筋疾患 ［筋強直性ジストロフィー］ —————— 砂田　芳秀　　70

vii

12 麻痺がないのに動けない［パーキンソン病］——— 76
細井　泰志

13 いつもふらつく［小脳失調症］——— 83
石川　欽也

14 そのしびれ，上か下か？［末梢神経障害］——— 90
小池　春樹

15 自律神経失調症とは何だ？［自律神経障害］——— 96
朝比奈正人

16 鼻と眠りからパーキンソン［パーキンソン病］——— 103
波田野　琢

17 とりあえずL-ドパ製剤だけど［パーキンソン病］——— 110
柏原　健一

18 脳深部刺激療法でよくなる人，効かない人 ——— 117
［パーキンソン病］
杉山　憲嗣

19 線は引きにくい―どこから認知症？［認知症］——— 123
小西　高志

20 アルツハイマー病患者はがんにならない， ——— 129
は本当？［アルツハイマー病］
出口　一志

21 睡眠薬で認知症になるか？［睡眠障害］——— 136
岡　靖哲

22 パーキンソン病は認知症にならないと ——— 143
言われたのに!?［レビー小体型認知症］
岡　考

23 高齢者では認知症と間違われることがある ——— 150
［てんかん］
寺田　清人

24 rt-PA静注療法のこれから［急性期脳梗塞］——— 158
藤田　恭平

25 いまどきの血管内治療［急性期脳梗塞］ ——— 164
尾原　信行

26 ワルファリンか DOAC か？ ——— 171
［非弁膜性心房細動による脳梗塞］
平野　照之

27 アスピリン？　２剤併用？［非心原性脳梗塞］ ——— 179
山上　宏

28 再発予防だけでは不十分［多発性硬化症］ ——— 185
中原　仁

29 非ヘルペス性辺縁系脳炎ってナニ？ ——— 192
［髄膜炎・脳炎］
中嶋　秀人

30 下手になるプロ⁉［職業性ジストニア］ ——— 198
服部　憲明

31 高齢者の手根管症候群 ——— 205
［全身性アミロイドーシス］
関島　良樹

32 アル中の意識障害に出会ったら？ ——— 212
［アルコール関連性神経疾患］
宮嶋　裕明

索　引 --------------------------------- 219

注意事項
　著者ならび出版社は，本書に記載されている内容について最新かつ正確であるよう最善の努力をしております．しかし，治療法などは医学の進歩や個々の患者の容態により変わる場合があります．実際の治療に際しては，読者ご自身で十分に注意を払われるようお願いいたします．

1 それは緊急です

[救急神経疾患]

◆ 結論から先に

- 神経系緊急事態としてさまざまな症状がありますが，特に，

> 一過性の意識障害
> 初発のけいれん発作
> 急性〜亜急性の四肢麻痺
> 急性球麻痺

  が重要です．
- けいれん発作や四肢麻痺の場合も，意識障害の有無のチェックが必要です．

◆ 一過性の意識障害を診たらどうする？

a まず，何を考えるか？

- 一過性の意識障害は持続時間の長さで2群に分けられます．
  - ①数秒から数分のもの：失神，低血糖，てんかん（特に欠神発作）など
  - ②数分から数十分，さらに数時間に及ぶもの：全般てんかん，代謝性脳症，鎮静薬中毒など
- 失神には神経反射性失神（神経調節性失神，状況失神，頸動脈洞症候群など），心原性失神，起立性低血圧，薬物性失神，脳血管疾患［特にくも膜下出血（SAH）］，精神疾患に伴う失神が含まれます．
- **一過性の意識障害であって非可逆的状態になりうるものは低血糖**

1

と **SAH** です．低血糖の診断はその随伴症状（顔面蒼白，冷や汗，動悸＝頻脈など）と血糖測定（＜ 50 mg/dL）で比較的容易ですが，診断時に血糖値がやや低いレベル〜正常域に戻っていることがあり，注意が必要です．

- 一過性意識障害で発症する SAH に注意が必要です．SAH の検査として CT スキャンだけでなく，MRI FLAIR 像や MRA も考慮すべきです．

b 低血糖を疑うのはどんな場合か？

- 一過性の意識障害だけでなく，一過性の神経症状がみられたときには指先血糖チェックは最重要です．
- 特に低血糖を疑うのは，糖尿病の高齢者であって，病悩期間が長い，治療中，腎臓病を合併，摂食量が怪しいなどの場合です．

c 意識障害で発症する SAH の特徴は？

- SAH 患者の 40％程度が発症時に意識障害をきたし，そのうちの 40％は 10 分以内です．
- 意識障害で発症する SAH は，意識障害のない SAH に比べて，頭痛・嘔吐の合併が少なく，高血圧歴，発症前 2 週間での警告頭痛発作，精神状態の持続的変化，強直間代性けいれん，心肺蘇生の成功する心停止などが多く，予後は悪いです．

◆ 初発のけいれん発作を診たらどうする？

a まず，何を考えるか？

- 目撃者の言う「発作」の鑑別診断の幅は広く，けいれん，ミオクローヌス〜粗大な振戦，テタニー，（前）失神，一過性脳虚血発作（TIA），片頭痛前兆，発作性運動異常症，睡眠障害，頭蓋内圧亢進症，偽性てんかん発作（心因性非てんかん性けいれん）などが含まれます．
- 初発のけいれん発作では，まず急性症候性発作を鑑別するために

全身状態を診ることが大切です.

● 急性症候性発作とは，国際抗てんかん連盟によると「急性の全身性，代謝性，中毒性，中枢神経性疾患（感染症，脳卒中，頭部外傷，急性アルコール中毒，アルコール離脱など）と時間的に密接に関連して起こる発作である」と定義されています．急性疾患と同時に痙攣発作が起こることが多く，持続・再発もありえます．

b 全身状態の何を診て，どう対応するか？

● 成人においての系統別にポイントとなる主な所見とその潜在的意義を表1に示します．

● 急性症候性発作では，バイタルサイン・意識状態の評価と必要な早期対処の後に，病歴聴取（特に既往歴・薬剤歴）・全身～神経学的診察と血液検査を素早く行い，必要な診断的検査を行います．

● 診断困難例では早期に専門医に紹介するようにしてください．

◆ 急性～亜急性の四肢麻痺を診たらどうする？

a まず，何を考えるか？

● まず，意識障害の有無を確認し，それぞれ以下の疾患を疑います．

> ・意識障害のある場合 ➡ 脳幹出血・脳幹梗塞（脳底動脈先端症候群），次いで両側大脳の粗大病変，農薬中毒
> ・意識障害のない場合 ➡ ギラン・バレー症候群（GBS），次いで重症筋無力症（MG），ビタミン B_1 欠乏症，低カリウム性周期性四肢麻痺

● まれなものとして，頸髄病変（頸髄梗塞や頸髄硬膜外出血・頸髄内出血，後縦靱帯骨化症（OPLL）やてんかん患者の転倒後），多発筋炎，橋中心髄鞘崩壊症，ウイルス性脊髄灰白質炎（エンテロウイルスや西ナイルウイルス），ボツリヌス中毒，高（～正）カリウム性周期性四肢麻痺を考えます．

表1 救急場面でのけいれんのチェックポイント

系　統	所　見	潜在的意義
外　見	40歳前後の女性	脳静脈洞血栓症
	高齢者	症候性発作（特に脳梗塞後），良性ミオクローヌス，辺縁系脳炎による側頭葉てんかん
	周産期	子癇，PRES，脳静脈洞血栓症，血栓性血小板減少症，羊水塞栓，空気塞栓
バイタル	発　熱	感染からの急性症候性発作（脳炎など）
	血圧上昇	PRES
頭部・頸部	乳頭浮腫	頭蓋内圧亢進からの失神（特発性頭蓋内圧亢進症など），大脳皮質刺激によるけいれん（髄膜脳炎や脳静脈血栓症など）
	頭皮・顔面の裂傷・擦過傷	けいれん・意識喪失による転倒（頸椎損傷に留意）
消化器系	肝肥大，黄疸，結膜黄染，腹水，手掌紅斑，女性化乳房	アルコール中毒またはその離脱症候；肝性脳症による（陰性）ミオクローヌス
腎　臓	どす黒い顔色，四肢浮腫	尿毒症によるミオクローヌス
内分泌系	（低血糖）冷汗，動悸，意識障害	低血糖によるけいれん（インスリノーマなど）
	（高血糖）	高血糖による（半身）舞踏運動
電解質	Trousseau徴候，Chvostek徴候	低Ca血症によるテタニー
	口渇，錯乱，腱反射亢進	高Na血症によるけいれん
皮　膚	複数の線状切創	偽性てんかん発作に伴う精神的合併症
	複数の注射痕	非合法薬の注射・急性症候性けいれんの危険
	カフェオレ斑；低メラニン性斑；ポートワイン斑；毛細血管拡張	それぞれ，神経線維腫症；結節性硬化症；Sturge-Weber症候群；遺伝性出血性毛細血管拡張症

PRES：posterior reversible encephalopathy syndrome.

b 具体的にどう対応するか？

● いずれの場合も，呼吸状態の監視と気管挿管の準備をします．その後，以下のように対応します．

> ▪ 意識障害がある場合➡まず脳の画像検査と血液尿検査を行い，必要に応じ腰椎穿刺や脳波を考慮
> ▪ 意識障害のない場合➡上記の鑑別を手際よく進める

● 急性四肢麻痺では GBS を第一に疑いますが，他の原因も並行して除外していくことが大切です．その際，腱反射は低下していないばかりか亢進している場合がありますので，腱反射低下を根拠に GBS と即断してはいけません．感覚障害は軽度であることが多いですが，身の置き所がないほどの異常感覚がしばしばみられます（GBS については「3. ギラン・バレーかも」を参照）

● MG では，眼瞼下垂などの眼症状（50％）や球症状（15％）がみられることが多いですが，これらを呈さず四肢麻痺（近位筋優位）が進行する例があります（5％）．抗体検査（AChR 抗体や MUSK 抗体）・筋電図検査が必須です．

● ビタミン B_1 欠乏症の診断には，食事摂取状態やアルコール歴，妊娠悪阻などの問診が重要ですが，少しでも懸念されたらビタミン B_1 検査提出後に非経口的に投与開始すべきです．

● 低カリウム性周期性四肢麻痺では，発症前の炭水化物過剰摂取・寒冷・運動（疲労）についての病歴聴取，心電図での U 波が有用です．

◆ 急性球麻痺を診たらどうする？

a まず，何を考えるか？

● 急性球麻痺では，

- 中枢性のもの➡脳幹脳炎と延髄外側梗塞（特に両側性）
- 末梢神経・筋性のもの➡ GBS の咽頭・頸部・上肢亜型や MG の球麻痺単独型

をまず疑います．

● この他に，ポリオ類似のウイルス感染，ボツリヌス中毒，破傷風，甲状腺中毒症，急性ポルフィリン症などもありえます．さらに，喉頭筋群を侵すジストニアも急性気道閉塞や不規則な呼吸，喘鳴を呈します．

● 偽性球麻痺の形では，大脳半球梗塞の再発で左右が相次いで障害される場合が最も多く，四肢麻痺を伴わずに球症状が出現することがあります．静脈梗塞や脳炎，頭部外傷などが原因となります．

b 具体的にどう対応するか？

● 球麻痺と偽性球麻痺の鑑別には咽頭反射と軟口蓋反射を診ます．

- 球麻痺➡咽頭反射が減弱〜消失するが，軟口蓋反射は保たれていることが多い
- 偽性球麻痺➡咽頭反射は保たれるが，長経路反射である軟口蓋反射は早期から消失する

● いずれの場合も，嚥下障害から窒息・呼吸障害への対策を準備します．急性球麻痺では，呼吸管理の準備が必要であり，ICU 入室が安全です．それが困難な施設では設備と専門医がそろっている病院への救急搬送が必要です．

● 延髄外側梗塞では病巣が内側に広い場合に嚥下障害が高度となり，あふれる唾液を始終ティッシュペーパーで拭き取る様子が観

察されます.

- Bickerstaff 型脳幹脳炎も GBS の咽頭・頸部・上肢亜型もまれな病型であり，診断が困難ですが，下痢などの先行感染などから疑われる場合は，ガングリオシド抗体の検査を提出し，嚥下障害の管理をしながら血漿交換などの免疫治療を行います．GT1a IgG 抗体が検出されることが多いですが，同抗体陽性の多数例の検討では，Miller Fisher 症候群や通常の GBS が多く，Bickerstaff 型脳幹脳炎がこれに次ぎ，GBS の咽頭・頸部・上肢亜型はまれでした.

- MG が球症状で発症することがあります．上肢近位筋や頸部筋の筋力低下を伴っていることが多く，呼吸筋の筋力低下も潜在している可能性があります．疑いがあれば，テンシロン試験，反復刺激試験，抗体（AChR，MUSK）提出をします．そのうえで，免疫グロブリン大量点滴療法やステロイド大量療法，必要に応じ血漿交換療法を考慮します.

- 急性球部ジストニアでは声帯外転筋が動かず，声帯が正中位で固定してしまうのがその機序です．向精神薬が最も多い誘因であり，投薬開始後 1 週ほどで発症します．ジフェンヒドラミン塩酸塩の静注が症状緩和に効果的です.

> ### こんな患者さんがいました（症例）
>
> - 筋萎縮性側索硬化症では，進行性球麻痺亜型であってもいきなり呼吸管理が必要になることはまれですが，呼吸筋麻痺から始まる例やもともと呼吸器疾患（肺切除など）を合併している例では，インフォームド・コンセントの余裕なく気管挿管をすることがありました.

Take Home Message

▶ 一過性の意識障害で発症するSAHは,意識障害のないものに比べて予後が悪いため,注意が必要です.
▶ 初発のけいれん発作は急性症候性発作を鑑別するように詳細な病歴聴取と全身の状態をよく診察することが大切です.
▶ 急性の四肢麻痺は呼吸筋麻痺に注意して原因疾患を調べます.
▶ 急性の球麻痺は呼吸管理とともに専門医への紹介が必要です.

【文献】
1) Suwatcharangkoon S et al. JAMA Neurol. 2016; **73**: 28-35
2) Nowacki TA, Jirsch JD. Seizure. 2017; **49**: 54-63
3) 福武敏夫.神経症状の診かた・考えかた―General Neurologyのすすめ,第2版.2017;医学書院:東京

2 けいれん出たら神経内科

[てんかん]

◆ 結論から先に

- けいれん重積は緊急事態であり，速やかに対応してください．
- けいれんはさまざまな疾患により生じるものであり，原因に応じた治療を検討すべきです．

◆ "けいれん＝てんかん" ではない

- けいれんという言葉は便利ですが曖昧な表現です．一般的には"四肢を伸展，または屈曲させて突っ張る，がくがくさせる"もの，すなわち発作性の運動症状を示す言葉として用いられることが多いと思いますが，発作性のジストニア，振戦やバリズム，舞踏様運動，振戦などの不随意運動，高齢者にみられる一過性のミオクローヌスなどもけいれんと記載されていることがあります．この言葉は大雑把な情報を表すものであることをまずは認識しておく必要があります．
- また，けいれんとてんかんという言葉が同義として用いられていることがあります．たとえば"患者が転倒後にてんかんを起こした"といった感じです．こうした誤解が，しばしば誤診の原因になっているように思います．
- けいれんを起こしうる原因としては，

  - 血糖，電解質などの代謝異常
  - 中枢性の感染症や自己免疫性脳炎
  - 脳血管障害や脳腫瘍

9

- 不整脈や自律神経障害に伴う失神
- 薬物中毒

などさまざまなものがあります．てんかんはけいれんを起こす疾患の1つにすぎません．
- てんかんとは，てんかん性発作を引き起こす持続性素因を特徴とする脳の障害で，脳の慢性の病気と定義されています．ここではけいれん性てんかん重積についても記載しますが，けいれんを見たら即てんかんと判断しないようにしてください．
- また，非けいれん性てんかん重積状態のように四肢の症状がない発作もあり，注意が必要です．

◆ けいれん発作が持続するとどうなる？

- けいれん発作が30分以上続くと，神経細胞死や神経障害，神経ネットワーク変化など，長期的な後遺症をもたらす危険性があるとされています[1]．
- では，30分未満であれば問題ないのでしょうか？　違います．持続時間が長くなると薬剤抵抗性となるといわれていますので，持続するようなけいれんは早く止めるべきです．
- ガイドラインでは

5分以上持続する場合は治療を始める

ように推奨されています．

◆ てんかん重積の治療について

- てんかん重積状態の治療の流れについて簡単なフローチャートを示します（図1）．詳細については日本神経学会のガイドライン[2]

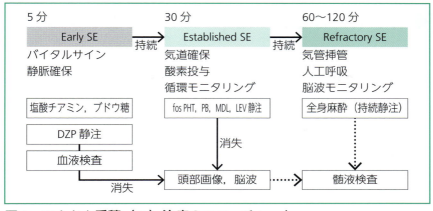

図1 てんかん重積（SE）治療のフローチャート

DZP：ジアゼパム，fos PHT：ホスフェニトイン，PB：フェノバルビタール，MDL：ミダゾラム，LEV：レベチラセタム

[文献2を基に作成]

を参照してください．
- 第2段階の治療として，以前であればフェニトイン静注が選択されていたかと思います．しかしフェニトインには心循環系障害や血管障害などの問題があり，最近ではこれらの副作用が軽減されたホスフェニトインが使用されています．
- 患者がラモトリギンやカルバマゼピン，フェノバルビタールなどを使用していた場合，フェニトイン静注による相互作用には注意が必要です．レベチラセタム静注は他剤への影響が少なく，使用されるケースが増えています（保険適用外）．
- 四肢の運動症状がなくても，てんかん重積状態である可能性はあります．その際は**開眼しているかどうか，眼球偏移があるかはヒントになります**．その原因を説明しうる画像など検査結果に乏しく，すぐに脳波を施行できる環境にないのであれば診断的治療としてのジアゼパム静注も考慮されます．

◆ けいれんは止まった……その後はどうする？

- まず，ここまでの経過を診療録に残す場合，単純に"けいれんした"などと表現することは避け，医学的用語でなくても構いませんので，見たままを詳細に記載するようにしてください．病型や焦点の推測など，非常に役立つ情報となります．

- けいれんの原因を再検索してください．急性症候性発作（急性全身性疾患，急性代謝性疾患，急性中毒性疾患，急性中枢神経疾患と時間的に密接に関連して起こる発作）である場合，原因の治療が優先されます．

- 成人のてんかんは部分てんかんが多く，以前からけいれん以外の症状を認めていることが少なくありません．患者さん本人にその自覚はないことが多く，ご家族など周囲からの情報が必要です．頭部 MRI や脳波に異常がみられないことも珍しくありませんので，やはりていねいな問診が欠かせません．薬剤の選択についてはガイドラインを参照してください．

- てんかんと診断できる場合は良いのですが，急性症候性発作である場合，抗てんかん薬の継続によりてんかんへの移行が予防できるわけではありません．再発のリスクが必ずしも高くないのであれば，漫然と投与することは避けるべきです．ただし，抗てんかん薬は漸増／漸減が鉄則です．高用量の抗てんかん薬を突然中止しないよう注意してください．

- 抗てんかん薬の濃度が低いことを気にされている先生がいますが，基本的には発作が抑制されているのであれば増やす必要はありません．患者さん個人にとって至適の濃度であればよいのです．逆に濃度が高かったとしても，発作抑制が得られ，副作用がないのであれば許容されます．

- 抗てんかん薬を複数用いる場合，作用機序や相互作用には注意をしてください．難治てんかんとして紹介された患者さんで，同じ

ような作用機序の薬剤が中途な量で併用され，また薬効が減弱するような組み合わせになっていることが少なくありません．こうした薬剤は他剤にも影響することがありますので注意が必要です．

● 非てんかん性の発作に対して，長期にわたり抗てんかん薬が処方されている患者さんをしばしば見かけます．抗てんかん薬は副作用も少なくありません．ただ漫然と継続処方するのではなく，ときにはてんかん診断そのものを疑うことも必要です．自信がなければ専門外来への紹介も考慮してください．

Take Home Message

▶ けいれん＝てんかんではありません．原因検索を怠らず，漫然と抗てんかん薬を処方しないように注意してください．

▶ てんかん診断が疑わしい，治療開始後も抑制に至らないなど，何か問題があればより専門性の高い施設への相談を検討してください．

【文献】
1）Trinka E et al. Epilepsia. 2015; 56: 1515-23
2）「てんかん診療ガイドライン」作成委員会．てんかん診療ガイドライン2018．2018；東京：医学書院，p76-90

3 ギラン・バレーかも

[ギラン・バレー症候群]

◆ 結論から先に

- ギラン・バレー症候群（Guillain-Barré syndrome：GBS）は四肢の運動麻痺が急性発症し，日ごとに進行する末梢神経疾患です.
- 病歴からGBSを疑うことが大切です. **70％の症例で消化器感染や上気道感染などの先行感染がみられます.** 下痢や感冒症状が神経症状出現の1〜2週間前になかったかを訊ねます. 先行感染の後1〜2週して四肢にしびれ感および筋力低下が出現し，日ごとに進行します.
- 脳血管障害のような突発完成型の経過ではありません.
- 神経学的所見としては，

  > ▪ 四肢腱反射の減弱・消失
  > ▪ 左右対称性の神経障害

  が特徴です. 顔面神経麻痺をはじめとする脳神経障害も約半数にみられます.
- 筋力低下に加えて脳神経障害，自律神経障害を伴う急性発症ニューロパチーでは，GBSも鑑別に加えます.

◆ GBSの診断で留意すべきことは？

- 腱反射正常例はGBSの約10％に存在し，消化器感染後，運動軸索型，ピーク時も独歩可能である軽症例という特徴があります.
- 運動症状出現前に疼痛を認める症例が30％強存在します. 経過を通じて半数以上の症例で疼痛を認め，小児では疼痛が主な症状

の 1 つとなります.

● 四肢の症状よりも脳神経障害が目立つ亜型が存在します.外眼筋麻痺,運動失調,腱反射消失を三徴とするフィッシャー症候群（Fisher syndrome：FS）が最も多く,日本での頻度は GBS の26％です.複視,歩行時のふらつき（体幹失調）で発症し,日ごとに進行します.小脳失調様ですが,小脳性の四肢運動失調や失調性構語障害は基本的にみられません.

● 咽頭頸部上腕型 GBS（pharyngeal-cervical-brachial variant：PCB）は咽頭麻痺,頸部筋力低下,上腕の筋力低下を主徴とするまれな亜型ですが,しばしば脳血管障害,原因不明の球麻痺として他科で診療されることがあります.急性に嚥下障害,構語障害を発症し,日ごとに進行します.頸部筋力低下,上肢近位筋の筋力低下が出現し進行します.

◆ GBS の予後は本当に良好か？

● 多くは単相性の経過をとり,発症後 6 〜 12 ヵ月で自然に寛解していきます.

● しかし,10 編のランダム化比較試験（randomized controlled trial：RCT）をまとめた報告によれば[1],血漿浄化療法や経静脈的免疫グロブリン療法（intravenous immunoglobulin：IVIg）が行われても,発症 1 年後も 16％の症例は独歩不能で,14％に重篤な運動障害が残り,4.4％が死亡しています.また,経過中に約 13％は人工呼吸器管理となります.

● 独歩可能であっても歩行距離や速度,あるいは走ることに制限が残る場合はまれではなく,40％の症例は 10 年後も歩行,走行に問題を抱えています.

● 小児 GBS の長期観察研究（平均 11 年）では,発症後 1 年で独歩可能であった症例で 65％に GBS に関連した症状の訴えがあり,

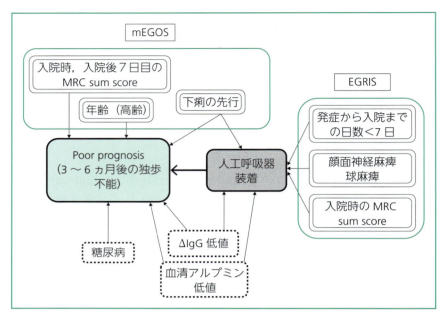

図1 ギラン・バレー症候群の予後に相関する因子
二重線で囲まれた因子は臨床的予後因子，点線で囲まれた因子は生物学的予後因子を示す。
mEGOS：modified Erasmus GBS outcome score, EGRIS：Erasmus GBS Respiratory Insufficiency Score, MRC：medical research council.

手足のしびれ感，手足の痛み，強い疲労感が20～40％にみられます．
- 初期の免疫療法が有効で筋力が回復しても，上記のような症状が残存し，quality of lifeという点では満足できない場合が多いことに留意すべきです．

◆ GBSはどんな患者さんが重症化するか？
～予後に関連する因子～

- 発症後6ヵ月の独歩不能と有意に関連する臨床的予後因子としては，以下があげられます（図1）．

> - 下痢の先行
> - 高齢（60 歳以上）
> - 治療前の四肢筋力低下が重度であること

- これらの臨床的予後因子を利用した Erasmus GBS outcome score（EGOS）あるいは modified EGOS を用いて 3 〜 6 ヵ月後に独歩不能となる確率を算出できます[2].

- 人工呼吸器装着に関連する臨床的因子として急激な進行，複数の脳神経障害（顔面神経麻痺，球麻痺など），立位不能などが知られています. Erasmus GBS Respiratory Insufficiency Score（EGRIS）は，発症から入院までの日数，顔面神経麻痺・球麻痺の存在，入院時の四肢筋力低下（Medical Research Council sum score：MRC sum score）を点数化したもので[2]，1 週間後に人工呼吸器装着となる可能性を予測します.

- 電気生理学的パラメーターでは，遠位複合筋活動電位の著明な低下および導出不能，軸索障害パターンなどが独歩不能・人工呼吸器装着と関連することが報告されていますが，電気生理検査の施行時期，運動軸索型 GBS の半数は回復良好例であること，欧米ではアジアと異なり 9 割近くが脱髄型を示すことなどの解析上の問題があり，確定した予後因子はまだありません.

- RCT の解析をもとに生物学的予後因子として以下の値が同定されました.
  - Δ（デルタ）IgG
  - 血清アルブミン低値

- ΔIgG は IVIg 投与時から 2 週間後の血清 IgG 値の変化量を示したものです．730 mg/dL 以下の低値の場合，発症後 6 ヵ月の独歩不能となる確率が有意に高くなります[2]．日本では 839 あるいは 1,171 mg/dL 以下とする報告があります．ΔIgG が低値となる機序は不明です.

- IVIg 投与時から 2 週間後の血清アルブミン値が低い（3.5 g/dL 未満）ことも 6 ヵ月後の独歩不能と相関します．3.5 g/dL 未満の場合，半年後の独歩不能率は 35％で，3.5 g/dL 以上では 5.3％と報告されています．血清アルブミン低値と予後不良が相関する機序は不明です．
- 糖尿病も発症後 3 ヵ月での独歩不能に対する独立関連因子であることが報告されています．

◆ GBS はどのように治療するか？

- 血漿浄化療法あるいは IVIg が推奨される治療です．根拠となった RCT では GBS 重症度分類で 3 度以上（独歩不能例）の急性期症例が研究対象です．
- したがって，独歩可能である軽症例に対する治療方針は確立されていません．2 回の単純血漿交換療法が，筋力低下の回復を早め，退院までの日数を有意に減少させるという点で有効とする報告はあります．歩行能力以外の障害については日常生活活動度への影響を考慮し，治療の適応を判断します．
- 血漿浄化療法と IVIg の効果はほぼ同等です．実際には IVIg が多く用いられます．ルート確保が容易であり，いつでも，どこでも，誰でも行うことができ，侵襲性が少ない，といった急性期疾患のファーストライン治療に必要な特性を備えているためと考えられます．IVIg の場合，ΔIgG，血清アルブミン低値といった予後不良因子を利用できます．
- 初回 IVIg 施行例の 30％は治療抵抗例であり，IVIg 追加投与が考慮されます．発症後 1 ヵ月以内あるいは初回 IVIg 投与後 3 週間以内に追加投与すれば有効性が高いため，初回投与後 2 週以内に効果を判定し追加投与を決断する必要があります．その際，ΔIgG，血清アルブミンの低値が参考になります．

◆ 抗ガングリオシド抗体の病態への関与は？

- GBS で血清抗ガングリオシド抗体が陽性になるのは 60％で，陰性でも GBS の否定はできません．現在保険適用で検査できるのは GM1 抗体と GQ1b 抗体のみです．それ以外は一部の研究機関に抗体測定を依頼します．

- 先行感染病原体が持つガングリオシド様糖鎖に対して産生された抗ガングリオシド抗体が，自己の末梢神経糖鎖と交叉反応し（分子相同性機序），そこでの抗原抗体反応が補体経路を活性化し神経を障害するという機序が中心です（補体介在性神経障害）．

- 2 種類のガングリオシドからなるガングリオシド複合体に対する抗体が GBS で約 20％，FS で GQ1b あるいは GT1a を含む複合体に対する抗体が約半数に陽性となります．GD1a/GD1b 複合体，GD1b/GT1b 複合体に対する抗体が陽性の場合，人工呼吸器装着例が有意に多いことが報告されています．

Take Home Message

▶ GBS の診断では，先行感染の存在，運動障害の日ごとの進行が重要です．

▶ 半年後の独歩不能と関連する因子は，消化器感染先行，高齢，重度の四肢筋力低下，ΔIgG 低値，血清アルブミン低値です．急激な進行に加えて顔面神経麻痺・球麻痺を示す例は人工呼吸器装着のリスクが高いといえます．

▶ 抗ガングリオシド抗体が陰性でも GBS は否定できません．

Column　病態に基づく治療〜補体活性化阻害剤の医師主導治験

- GBS では補体介在性神経障害が主要な病態と考えられていることから，夜間血色素尿症で使用されている補体活性化阻害剤，エクリズマブ（C5 に対するヒト化モノクローナル抗体）を IVIg と併用する医師主導治験が 2 箇所で行われました．グラスゴー大学が行った治験では 8 例しか集まらず効果の解析はできずに終了しました．
- 同様のプロトコールを用いて日本で行われたエクリズマブ医師主導治験 JET-GBS では，33 例を実薬：プラセボ＝ 2：1 に割り付けて行われ，半年後に走行可能な症例が実薬群 73.9％，プラセボ群 18.2％（$p = 0.0035$）とエクリズマブは大きな有効性を示しました[3]．今後の臨床現場での使用が期待されています．

【文献】
1）Rajabally YA, Uncini A. J Neurol Neurosurg Psychiatry. 2012; **83**: 711-8
2）海田賢一．Brain Nerve. 2015; **67**: 1411-9
3）Misawa S et al. Lancet Neurol. 2018; **17**: 519-29

4 めまいはまず耳鼻科

[めまい]

◆ 結論から先に

- めまいは内科，脳神経外科など診療する科が多岐に渡りますが，めまいの約8割は内耳に原因があるので，まずは耳鼻咽喉科医に診てもらうことが必要です．
- めまいの薬物療法には限界があります．さらに，多くのめまい患者の現状は安静にしてじっとめまいがよくなるのを待つことが多く，結果的に慢性めまいに陥ります．
- 慢性めまいにならないように，積極的な「めまいリハ」を行うことが有用です．最近ではめまいの非薬物治療である「めまいリハ」に注目が集まっています．

◆ 薬物療法の限界と非薬物療法の可能性

- めまい治療の基本が薬物療法であるにも拘らず，新しい薬剤が約40年にわたり上市されていません（1974年に発売されたジフェニドール塩酸塩が最後）．よって，保険適用を有する現状の少ない種類のめまい治療薬を用いるか，複数のめまい治療薬を組み合せるしか治療法がないのが現状です．
- 非薬物療法の代表が，良性発作性頭位めまい症（benign paroxysmal positional vertigo：BPPV）における頭位治療（Epley法[1]など）です．剝がれた耳石を卵形囊に戻す治療法で，BPPV治療の第一選択は薬物治療ではなくこの頭位治療です．BPPV以外のめまい疾患に用いる非薬物治療としてめまいリハビリテーション[2]（以下めまいリハ）があります．

21

- めまいリハは平衡機能回復を目的とした訓練で，運動するときの体のズレを修正する機構（立ち直り障害）を回復させ，前庭代償[2,3]を促進させます．めまいリハには，眼（視刺激），耳（頭部運動による前庭刺激），首（頸部の運動），足の裏（直立，歩行など深部感覚刺激）の反復刺激により，眼振と自覚的めまい感を軽減させ，慢性めまいに対して有効であるというエビデンス[4]があります．

◆ どのようなめまい疾患に めまいリハを用いると良いか？

- 以下の疾患が代表的[3]です．

①一側前庭障害代償不全（片側の前庭機能低下を認め，左右差が残存してふらつく）
②加齢性平衡障害（加齢で小脳，視覚，内耳，深部知覚，運動器機能低下）
③ Possible BPPV（繰り返す頭位性めまいで，典型的 BPPV の眼振消失後のふらつき）
④その他

◆ 具体的にどうするか？ 〜一側前庭障害代償不全に対して〜

- めまいリハの代表として，視刺激を用いて小脳を鍛える "ゆっくり横" という訓練と，内耳，三半規管を刺激して鍛える "振り返る" という座位でできる 2 つの訓練方法[5]を提示します．

a 目線を変えたときにめまいを感じる患者は，「ゆっくり横」を実施
- 図 1 のリハビリは，車窓の景色の変化でめまいを認めるような

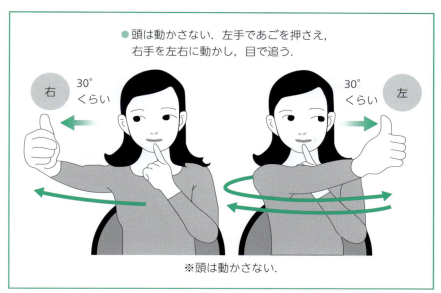

図1　「ゆっくり横」
ゆっくり横に目線を動かしたときにめまいがする患者さんに推奨する座位または立位で行うリハビリ．
［新井基洋：めまいは寝てては治らない　実践！めまい・ふらつきを治す24のリハビリ（第5版）．中外医学社，東京，2016より許諾を得て転載］

場合の訓練です．めまい患者さんは視性眼球運動による補正も不十分であるため，目を動かす，物を見る，その代表的な状況である流れる景色を見るとめまいを感じます．そこでFinger-Eye tracking（F-ETT）を用いた小脳の滑動性眼球運動を用いたトレーニングを行います．

b 頭を動かしたときにめまいを感じる場合は「ふりかえる」を実施
●図2のリハビリは，"家族に呼ばれて振り返るときにめまいがする"との訴えがあるような場合の訓練で，前庭眼反射（vestibular ocular reflex：VOR）を用いたトレーニングです．前庭眼反射利得の増加を目的に施行してもらうので，前方の指標点として親指の爪を見ながらの頭部運動で，慣れたら頭部回転を早めて施行していきます．

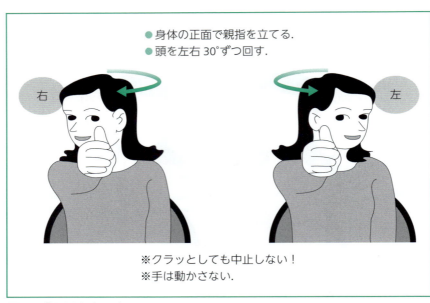

図2 「ふりかえる」
人に呼ばれて振り返るとき，車庫入れなど後方確認に際し，めまいがあるときのリハビリ．
[新井基洋：めまいは寝てては治らない 実践！めまい・ふらつきを治す24のリハビリ（第5版）．中外医学社，東京，2016より許諾を得て転載]

◆ 具体的にどうするか？
　　〜加齢性平衡障害に対して〜

- 高齢者が歩行や立位を維持するためにはめまいリハだけでは改善しないことは言うまでもありません．加齢性平衡障害は前庭小脳を含めた中枢神経加齢変化に加え，骨，関節，筋肉，神経の衰えなど全身の体平衡機能低下が関係する[3]からです．症状としては，立つ，歩くなどの動作が困難な運動器症候群（ロコモティブシンドローム）や要介護の手前の生理的な活動性が著しく低下する前の状態，フレイル[6]を合併しています．
- 重力に負けない筋力と平衡機能を維持するためには，めまいリハに加えて，ロコモ体操やフレイル予防の筋力増強と骨量維持，転

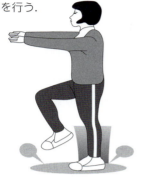
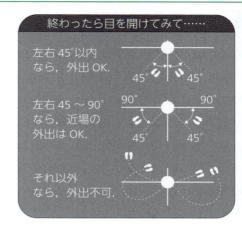

図3　「50歩足踏み」
立位，歩行時のふらつきに際し行うリハビリで，開始当初は開眼で行います（閉眼で偏倚検査として行うだけではありません）．
[新井基洋：めまいは寝てては治らない　実践！めまい・ふらつきを治す24のリハビリ（第5版）．中外医学社，東京，2016より許諾を得て転載]

倒予防の概念を包括した訓練の提唱が必要です．この観点から立位めまいリハとロコモ体操を取り入れためまいリハを紹介します[5]．

a 立った時のふらつきには「50歩足踏み」を実施

- 図3のリハビリの活用法は"歩いていると身体が左右にとられる，まっすぐ歩けない"との訴えがあるときに施行します．
- このめまいリハは，
  ①安定した固く平らなところで行う
  ②立位の運動はペアで行って転倒を防止する
  ことが理想です．転倒が不安な場合には，手を壁について開眼で訓練をすることから開始してもよいです．
- 慣れたら大腿を高く挙上してもらうように指導していきます．2週間で筋力がついたことを実感します．

◆ なぜ考え方が変わったか？

- めまいリハが注目されるようになったことの要因は，めまい疾患に対する薬物治療の手札が少ないことに尽きます．

- めまい発作時は安静臥床を推奨し，その後に坐位が可能になると，医師は患者さんに体を動かすことを推奨します．しかし，患者さんは体動時のめまい感が強いとそのまま安静を取り続けようと考えてしまい，結果的に寝たきりや慢性めまいになってしまいます．

- 医師が理に適っためまいリハを説明できないことは患者さんへ不安を与えるのです．

- こうしたなか，慢性一側前庭障害代償不全治療にはめまいリハが有効であるというエビデンスが出てきました[4]．自覚的なめまい感には有効で，他施設で若干の方法の違いはあっても総じて改善が認められると結論付けています．また，実際のめまいリハを解説する書籍『めまいは寝てては治らない』（中外医学社）[5]が出版されて，訓練の普及が耳鼻科を中心に始まりました．

- しかし，めまいリハの保険適用はまだ認められていません[3]．コストが回収できず，手間のかかるめまい診察と治療は耳鼻咽喉科医のなかでも人気はありません．ですから，めまいは耳鼻咽喉科医にまずは診てもらうことと書きましたが，正しくは，コストを度外視しても，めまいリハや頭位治療をすることに積極的なめまい専門医，めまい相談医の資格（日本めまい平衡医学会認定）を持つ耳鼻咽喉科医に診てもらうことが大事です．

◆ 個人的な経験で言えば

- めまいリハにより前庭代償の促進を獲得したことで，遷延するめまいおよび慢性ふらつきの改善のみならず，不安が軽減し外出が可能になる患者さんをとても多く認めます．

● めまいリハは，特に自覚的なめまい・ふらつき改善には有効で，患者さんから「お陰様でめまいもよくなり不安も解消されました」と涙を浮かべて感謝の言葉をいただくことがあります．

Take Home Message

▶ "めまいリハ"は慢性めまいに対してエビデンスのある有用な治療法の1つです．

▶目線や頭を動かしたときに感じるめまいには前庭代償を促進させる前庭リハをお勧めします．

▶高齢者などの歩行・立位時のふらつきには，ロコモ体操やフレイル予防を包括しためまいリハをお勧めします．

【文献】
1）Epley JM. Otolarungol Head Neck surg. 1992; **107**: 399-404
2）徳増厚二．JOHNS. 2001; **17**: 825-9
3）新井基洋．日耳鼻．2017; **120**: 1401-9
4）McDonnell MN, Hillier SL. Cochrane Datebase Syst Rev. 2015; **13**: CD005397
5）新井基洋．めまいは寝てては治らない　実践！めまい・ふらつきを治す24のリハビリ，第5版．2016；東京：中外医学社
6）Fried LP et al. J Gerontol A Biol Sci Med Sci. 2001; **56**: M146-56

5 頭痛—高いクスリを処方してよい？

[片頭痛]

◆ 結論から先に

- 片頭痛急性期治療薬としてトリプタンがありますが，トリプタンは一般的な鎮痛薬［アセトアミノフェンや NSAIDs（アセチルサリチル酸,ロキソプロフェンなど）に比べて非常に高価な薬です.
- 片頭痛と診断した場合には，トリプタンの効果は絶大なために使用すべきです．しかし，軽度の片頭痛はトリプタンを使用しなくても，一般的な鎮痛薬や NSAIDs で頭痛が軽快することがあります.
- 重要なのは，片頭痛と正確に診断できるかです．トリプタンはかなり特異的に片頭痛や群発頭痛の頭痛に効果があります．他の緊張型頭痛などにはトリプタンが効果を示さず，むしろ鎮痛薬のほうが効果があるので，片頭痛でなければ効果のない高い薬を処方してしまう恐れがあります.

◆ 片頭痛を放っておくと，どんどん痛みに弱くなるのは本当？

- 一般的に片頭痛を放置しておいても痛みに関する感受性が低下することはありません．なかには，片頭痛発作の頻度が多く，慢性化する場合がありますが，背景にうつ病などの精神疾患を持っている場合が多いです.
- また，詳しい作用機序はわかっていませんが，鎮痛薬やトリプタンを必要以上に内服して続けていると，これらに対する使用の閾値が低下して，薬剤の使用過多による頭痛（薬物乱用頭痛，

MOH）になることがあります.

● 慢性片頭痛は，国際頭痛分類 第3版（ICHD-Ⅲ）の診断基準で，月に15日以上，3ヵ月を超えて起こる頭痛で，そのうち8日以上が片頭痛の診断基準を満たす頭痛です．最も一般的な原因は薬剤の使用過多により起こるといわれています.

◆ 頭痛の治療を開始するタイミングは？

● 頭痛には大きく分けて，一次性頭痛と二次性頭痛があります.
　①一次性頭痛：片頭痛，緊張型頭痛，群発頭痛などの三叉神経・自律神経性頭痛など
　②二次性頭痛：くも膜下出血，髄膜炎などの器質的疾患による頭痛や精神的，ホメオスターシスにより起こる頭痛

● 一次性頭痛と二次性頭痛では，基本的に治療法が全く異なるので鑑別が非常に重要となります.

● 二次性頭痛の場合は，生命に危険が及ぶことがあるために，至急の診断・治療・処置を必要とする場合が多いです.

● 一方，一次性頭痛に関しては慢性的に起きている場合が多く，まずは，発症パターン，頻度，頭痛性状などから正確で迅速な頭痛診断を行うことが重要です．そのためには，国際頭痛分類第3版（ICHD-Ⅲ）を大まかに知っておくとよいでしょう（表1）．診断がついたら，患者さんの頭痛に関しての重症度，生活支障度に合わせて治療を開始します.

◆ 具体的にどうするか？〜一次性頭痛の治療〜

a 片頭痛の場合

● 一次性頭痛の代表的なものに関しての治療について述べます．片頭痛の頭痛発症時はトリプタン投与が基本となります．ただし，

表 1　国際頭痛分類（ICHD-Ⅲ）

第 1 部（Part one）
一次性頭痛（The primary headaches）
1. 片頭痛
2. 緊張型頭痛
3. 三叉神経・自律神経性頭痛（TACs）
4. その他の一次性頭痛性疾患（Other primary headaches）

第 2 部（Part Two）
二次性頭痛（The secondary headaches）
5. 頭部または頸部（あるいはその両方）の外傷・傷害による頭痛（Headache attributed to head and neck trauma）
6. 頭頸部血管障害による頭痛（Headache attributed to cranial and/or cervical vascular disorder）
7. 非血管性頭蓋内疾患による頭痛（Headache attributed to non-vascular intracranial disorder）
8. 物質またはその離脱による頭痛（Headache attributed to a substance or its withdrawal）
9. 感染症による頭痛（Headache attributed to infection）
10. ホメオスターシスの障害による頭痛（Headache attributed to disturbance of homoeostasis）
11. 頭蓋骨，頸，眼，耳，鼻，副鼻腔，歯，口あるいはその他の顔面・頭蓋の構成組織の障害に起因する頭痛あるいは顔面痛（Headache or facial pain attributed to disorder of cranium, neck, eyes, ears, nose, sinuses, teeth, mouth or other facial or cranial structures）
12. 精神疾患による頭痛（Headache attributed to psychiatric disorder）

第 3 部（Part Three）
13. 脳神経領域の有痛性病変および他の顔面痛
14. その他の頭痛性疾患
A. 付録

［文献 1 より引用］

　頭痛発作が軽度の場合には鎮痛薬で足りる場合もあります．
● また，悪心，嘔吐がひどく頭痛時に内服が難しい場合には，スマトリプタン点鼻薬を使用します．さらに，重度の片頭痛発作や群発頭痛にはスマトリプタン皮下注射薬を使用します．

- トリプタン内服に関して重要なことは,内服するタイミングです.

> 【理想的なタイミング】
> 頭痛発作が起きたらすぐに内服するのが効果的

- 頭痛を我慢して内服が遅れると効果が減弱します.また,片頭痛前兆期などに内服しても,効果出現が速いために頭痛発作を抑えられないことがあります.患者さんに対しての正しいトリプタン服薬指導は重要です.

b 緊張型頭痛の場合

- 緊張型頭痛に関しては頭痛時に鎮痛薬内服が基本となります.アセトアミノフェンや NSAIDs(アセチルサリチル酸,ロキソプロフェン,ジクロフェナクなど)を頭痛発症早期に内服します.また,これらの薬剤は頻回内服により胃腸系に障害を起こすので,胃薬などと併用して頓用で処方します.

◆ 具体的にどうするか?～予防療法～

- 片頭痛の頭痛発作回数が多いとき(月に2回以上)や頭痛のために生活に支障をきたしている場合には,予防療法を行います.
- 予防療法には薬物療法や運動療法などがありますが,薬物療法としては,カルシウム拮抗薬(ロメリジン),βブロッカー(プロプラノロール),抗うつ薬(アミトリプチリン),抗てんかん薬(バルプロ酸)などを定時で処方します.
- 予防薬選択には,個々の患者の状況に合わせて薬剤を選択し,少量より徐々に増量していきますが,効果が出現するまでに2ヵ月ぐらいかかります.薬剤の変更に関しては,効果発現の時期を考慮しながら変更していきます.

◆ 高価なトリプタンは専門医でないと使用できないのか？

● 医師であれば誰でもトリプタン製剤を処方することができます．しかし，高価な薬剤であること，また，投与禁忌もあることから，薬剤の特性を十分に理解したうえで処方するのが望ましいです．

a トリプタン処方時に注意したいこと

● トリプタンはセロトニン 5-HT$_{1B, 1D}$ 受容体作動薬であり，血管の収縮を促す薬剤であり，そのため投与禁忌の患者がいます．また，種類による禁忌項目もあるため，注意しましょう．

【投与禁忌の患者】
- 脳血管障害のある患者
- 心疾患の既往のある患者

【併用禁忌】
- リザトリプタン➡片頭痛予防薬のプロプラノロール
- エレトリプタン➡グレープフルーツジュース

b トリプタン処方のタイミング

● 現在，日本では5種類のトリプタンを処方することができます（表2）．また，錠剤，点鼻薬，注射薬の剤型があります．

● 処方のポイントは，以下の通りです．

- スマトリプタン・ゾルミトリプタン：2時間空けて1日4錠まで
- リザトリプタン・エレトリプタン：1日2錠まで
- 多種類のトリプタンの内服：24時間以上空ける

表2 トリプタンの薬物動態

一般名 (商品名)	剤形	用量 (mg)	用法 (1日量 mg)	T_{max} (時間)	$T_{1/2}$ (時間)
スマトリプタン (イミグラン)	錠	50	200(2時間以上空けて)	1.8	2.2
	点鼻液	20	40(2時間以上空けて)	1.3	1.87
	注射(アンプル)	3	6(1時間以上空けて)	0.21	1.46
	自己注射	3	6(1時間以上空けて)	0.18	1.71
ゾルミトリプタン (ゾーミッグ)	錠	2.5	10(2時間以上空けて)	3.0*	2.4†
	口腔内速溶錠	2.5	10(2時間以上空けて)	2.98*	2.9†
エレトリプタン (レルパックス)	錠	20	40(2時間以上空けて) 40(2時間以上空けて)	1.0	3.2
リザトリプタン (マクサルト)	錠	10	20(2時間以上空けて)	1.0	1.6
	口腔内崩壊錠	10	20(2時間以上空けて)	1.3	1.7
ナラトリプタン (アマージ)	錠	2.5	5(4時間以上空けて)	2.68	5.05

T_{max}:最高血漿中濃度到達時間, $T_{1/2}$:消失半減期, *:中央値, †:平均

C トリプタンの使い分けは?

● 一般的に,以下の観点でトリプタンを選択します.

- スマトリプタン・ゾルミトリプタン・リザトリプタンは"ストロングトリプタン"
  ➡重度の片頭痛発作時
- エレトリプタン
  ➡中等度の頭痛
- ナラトリプタンは作用時間が長い
  ➡長時間持続する頭痛や月経時片頭痛

d プラスαのコツとは？

- 重度の片頭痛発作の場合，トリプタンだけでは，痛みが治まらない場合があるので，鎮痛薬との併用や NSAIDs を用いると頭痛が軽快することが多いです．
- また，頭痛発作時に悪心，嘔吐を伴う場合は，制吐薬（ドンペリドン）との併用も有効です．
- トリプタンの効果には個人差があります（嗜好性）．使用したトリプタンがあまり効果がないと判断した場合は，他のトリプタンへの変更が有効なことがあります．

Take Home Message

▶一次性頭痛と二次性頭痛を迅速に鑑別することが大事です．
▶片頭痛と診断した場合には，まずはトリプタンを処方します．
▶トリプタンに関しては，服薬タイミングが重要で，発作が起きたらすぐに内服するように正しく服薬指導します．
▶さらに，投与禁忌や併用禁忌の点も忘れずに……．

Column　薬剤の使用過多による頭痛（薬物乱用頭痛，MOH）

- 国際頭痛分類第 3 版（ICHD-Ⅲ）の診断基準では，「以前からの頭痛持ちの患者で 1 ヵ月に 15 日以上頭痛があり，1 種類以上の頭痛治療薬を内服していて，3 ヵ月を超えて定期的に乱用している患者」と定義されています．
- 頭痛持ちの患者さんが市販薬や NSAIDs，トリプタンなどを頻回に服用することにより起こり，基礎疾患には片頭痛が多く，次いで緊張型頭痛が多いといわれています．また，精神疾患などが共存していることが多く，慢性的に頭痛があるために，頭痛薬を内服しますが，さほど内服した割には効果がなく，頭痛が治まっている時間

も短いので1日何回もの内服になります．これにより鎮痛薬内服が過剰になり，そのための副作用も出現してきます（胃腸障害，腎障害など）．

- 治療としては，鎮痛薬内服をやめること（休薬，断薬）であり，薬剤の使用過多による頭痛（薬物乱用頭痛，MOH）に対する正しい知識を患者さんに教育し，理解してもらうことは重要です．また，鎮痛薬内服をやめること（休薬，断薬）により再び激しい頭痛が起きることがあり（反跳頭痛），それが起きないように予防薬などを併用すると治療効果が上がる場合が多いです．

【文献】
1）日本頭痛学会・国際頭痛分類委員会（訳）．国際頭痛分類，第3版．2018；医学書院：東京
2）日本神経学会・日本頭痛学会．慢性頭痛の診療ガイドライン2013．2013；医学書院：東京

6 まぶたが下がれば神経内科

[重症筋無力症]

◆ 結論から先に

● まぶたが下がる（眼瞼下垂）場合は動眼神経麻痺の鑑別が重要で，眼科，脳神経外科，内科および神経内科が関連しています．

● 眼瞼下垂は種々の神経疾患で起こり，重症筋無力症（MG）などの見逃がしてはならない疾患を幅広く鑑別し，治療方針を決定できるのは神経内科です．

◆ 眼瞼下垂とは？

● 眼瞼下垂とは，目を開いたときに上眼瞼縁が正常の位置（角膜の上方が少し隠れる高さ）より下がっている状態をいいます．

● 眼瞼下垂には，まぶたを開くときに機能する眼瞼挙筋と Müller 筋，眼瞼を閉じるときに機能する眼輪筋がかかわっています．

● 眼瞼下垂は種々の疾患で起こりますが，生まれつきの場合や加齢とともに生じることもあります．老化現象としての眼瞼下垂は，加齢に伴い，上記の筋肉の力が弱まって起こり，両側性で70〜80歳の罹患率が高い傾向にあります．近年，高齢で発症するMG が増えているため，老化現象によるものとの鑑別に注意が必要です．

● 脳動脈瘤や糖尿病の合併症である動眼神経麻痺，ミトコンドリア代謝異常症，MG および筋無力症候群，ギラン・バレー症候群（GBS），ボツリヌス中毒，Horner 症候群，および中脳の障害などで眼瞼下垂が生じることがあります．

◆ 動眼神経麻痺による眼瞼下垂の特徴は？

● 脳動脈瘤による眼瞼下垂の特徴として，内頸動脈-後交通動脈分岐部動脈瘤で動眼神経が圧迫されると，最初は縮瞳線維が障害されることによる散瞳や対光反射消失が現われます．眼瞼下垂による閉眼は必ず瞳孔異常より遅れ，「幕は最後に閉じる」ことになります．

● 糖尿病での動眼神経麻痺の場合は，瞳孔症状を欠くこと（pupillary sparing）が特徴です．また，眼痛が前駆することや三叉神経第1，2枝領域の感覚鈍麻を伴うこともあります．一般に予後良好で自然軽快します．

◆ 重症筋無力症の眼瞼下垂の特徴は？

● MG の眼瞼下垂は日内変動（夕方に症状が強い）があり，日によって症状が変動したり，左右差があることもまれではありません．

● 両側性と思われがちですが，一側性の場合も少なくないので注意が必要です．

● 診断のために塩酸エドロホニウム（テンシロン）試験が有用ですが，筋無力症候群，GBS，ボツリヌス中毒，筋萎縮性側索硬化症などで疑陽性となることがあり判定が難しい場合があります．

◆ 重症筋無力症とはどのような病気か？

● MG は「自己抗体介在性の自己免疫性神経筋接合部疾患」で，抗アセチルコリン受容体（AChR）抗体などの自己抗体が神経筋接合部に攻撃することで病気が起こります．

<重症筋無力症の特徴>
- 筋の易疲労性が特徴で，多くの場合，眼瞼下垂や複視などの眼症状で発症．
- 進行すると四肢の筋力低下や球症状，さらに呼吸筋障害が加わります．

- 臨床症状および病原性自己抗体の存在または神経筋接合部障害の証明により診断されます．
- 自己抗体として，抗 AChR 抗体（約 85%），その他に，抗筋特異的受容体型チロシンキナーゼ（MuSK）抗体，抗 LDL 受容体関連タンパク質 4（Lrp4）抗体が病因となりますが，これらがいずれも検出できない場合もあります．
- 神経筋接合部障害は，眼瞼の易疲労性試験，アイスパック試験，塩酸エドロホニウム（テンシロン）試験，反復刺激筋電図（減衰現象，waning），または単一筋線維筋電図（ジッターの増大）で確認することができます．
- 抗 AChR 抗体陽性 MG では，胸腺腫や胸腺過形成を伴うことがあるため，胸部 CT や MRI など検査を行うことが有用です．

◆ 神経筋接合部の構造は？ （図 1）

- 運動神経の終末は 1 本の神経線維となって骨格筋のほぼ中央部で神経筋接合部を形成します．
- 運動神経終末から放出される神経伝達物質アセチルコリン（ACh）を効率よく受け取るために，その受容体である AChR は神経終末と相対するシナプス後膜上に集簇しています．
- 神経筋接合部の AChR は 5 日あまりの半減期で代謝回転し，合成・崩壊の均衡が保たれていますが，MG では，抗体が AChR と反応することで AChR の崩壊速度が亢進し，結果として機能する

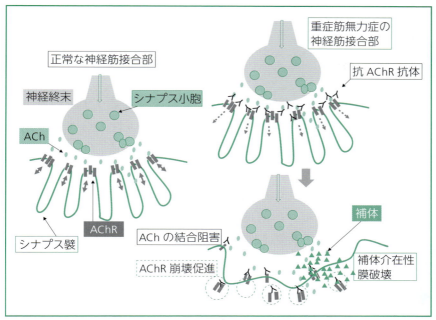

図1　神経筋接合部の構造と重症筋無力症での形態学的変化

AChRの量が減少して神経筋伝達障害が引き起こされます.
- 抗体がAChRと反応して伝達障害を生じる機序として① AChR機能の直接的な阻害, ② AChRの崩壊の促進, ③活性化補体を介したシナプス後膜の破壊の3つが考えられていますが, 神経筋接合部の形態学的変化（シナプス後膜の平坦化やシナプス間隙の開大）には③の補体介在性の機序が最も関与していると推測されています.

◆ 名前の通り重症なのか？

- myastheniaはギリシャ語で筋脱力を, gravisはラテン語で重症を意味しています.
- 以前は筋脱力から呼吸困難に陥り（クリーゼ）死亡する例も多く,

若い女性患者が入院中に急にクリーゼになって，気管挿管が間に合わず亡くなってしまったという話を研修医時代にはよく聞かされたものでした．少なくとも 1970 年代までは致死的な疾患と認識されていました．

● 1960 年に自己免疫説が発表され，その後，電気ウナギの電気器官より抽出した AChR による実験的自己免疫性 MG モデルが作成され，AChR に対する自己抗体が病態の主役を演じる自己免疫疾患であることが明らかとなりました．

● これにより診断や治療法の開発が進み，血漿交換療法や人工呼吸器によるクリーゼへの対応やステロイド療法の普及により，クリーゼは減少し，予後は改善しています．

◆ 具体的にどう治療するか？

● 治療の基本は，この自己抗体の除去・不活化，産生の抑制，および補体を抑制し，神経筋接合部の機能の回復を図ることにあります（図 2）．

● それぞれの治療法の選択や併用方法については，MG の病型や重症度，患者・医療施設の要因などによりバリエーションがありますが，基本的には自己免疫異常を是正することが治療原則です．

● 以前は高用量の経口プレドニゾロンの長期使用が行われていましたが，近年では，ステロイドの副作用が QOL を損うとの考えから，治療早期に強力な免疫療法で症状を改善し，その後，タクロリムスやシクロスポリンなどのカルシニューリン阻害薬と少量のプレドニゾロン（5 mg/ 日）を併用する治療が試みられています．

● 補体の抑制薬（エクリズマブ）は，神経筋接合部での補体介在性の膜破壊を抑制し，臨床試験でも有用性が証明されています[1]．

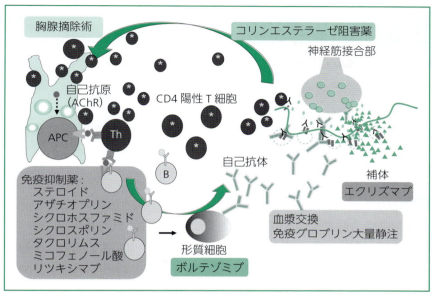

図2 重症筋無力症の病態と治療

APC：抗原提示細胞，Th：ヘルパーT細胞（CD4陽性T細胞：APCにより提示された抗原を認識して活性化し，B細胞へ抗原の情報を伝達し抗体の産生に関与します）．

◆ 昔から行われている胸腺摘除は意味があるのか？

- 約100年以上前からMGでは胸腺摘除術が行われてきました．胸腺腫の場合は，腫瘍ですので摘除術が原則ですが，それ以外の場合はどうなのでしょうか？
- 2000〜2012年に18〜65歳の胸腺腫を合併していない抗AChR抗体陽性MGを対象とした国際的臨床研究が行われ，拡大胸腺摘除術の有効性が示されました[2]．

Take Home Message

▶眼瞼下垂は種々の神経疾患で起こります.

▶日内変動のある眼瞼下垂は，易疲労性を呈する MG の特徴です.

▶ MG は抗体介在性の自己免疫疾患で，自己抗体の除去・産生の抑制を中心とした免疫異常の是正が治療の原則です.

Column　MG と胸腺異常

- MG の胸腺異常は過形成胸腺と胸腺腫に分けられます.
- 過形成胸腺の免疫関連物質の解析により，血管新生の亢進，B 細胞や抗原提示細胞の流入など炎症の場ができていること，インターフェロン（IFN）の増加があり自然免疫が関与して，免疫系が亢進し，胸腺内の AChR が巻き込まれることがわかってきました.
- 自然免疫の関与や IFN 関連タンパクの増加は何らかのウイルスの感染が引き金になっている可能性を示唆しています.
- 一方，胸腺腫合併の MG では，抗 AChR 抗体以外にも種々の自己抗体（抗 titin 抗体,抗リアジン受容体抗体,その他の抗横紋筋抗体,抗 IFN α 抗体，抗 IL-12 抗体など）が出現します.
- 胸腺腫では自己免疫調節遺伝子（AIRE）の発現が消失または著減していることが明らかになっています．この AIRE は胸腺での中枢性トレランスの成立に不可欠な転写因子様のタンパク質で，これが欠損すると，胸腺内でのリンパ球の教育に失敗し，自己を攻撃するリンパ球が誘導され自己抗体産生が起こってしまうものと考えられます.

【文献】
1) Howard JF Jr. et al. Lancet Neurol. 2017; **16**: 976-86
2) Wolfe GI et al. N Engl J Med. 2016; **375**: 511-22

7 止まらないしゃっくり

[視神経脊髄炎]

◆ 結論から先に

- 抗アクアポリン 4（aquaporin-4：AQP4）抗体陽性の視神経脊髄炎関連疾患（neuromyelitis optica：NMOSD）では難治性のしゃっくりや難治性の嘔吐が生じることがよくあり，しゃっくりが 1 ヵ月以上続くこともあります．
- NMOSD のしゃっくりは脊髄炎に先行して発症することが多いです．
- NMOSD の難治性しゃっくりは通常ステロイドパルス療法で消失します．
- 個人的な経験で言えば，NMOSD の約 1/3 の症例で難治性のしゃっくりがみられ，その多くでしゃっくり出現から数週間以内に脊髄炎を発症しています．
- 既往歴がなくても，数週間以上しゃっくりが続く場合は NMOSD を鑑別にあげる必要があります．

◆ なぜしゃっくりが出るのか？

- NMOSD による延髄最後野付近の病変がしゃっくりの反射弓を刺激し，難治性のしゃっくりを引き起こすとされています．NMOSD の経過のなかで，25 ～ 43％の症例が延髄最後野病変に伴う難治性のしゃっくりや嘔吐を生じると報告されています[1-3]（図 1）．
- 延髄最後野は化学受容器引金帯（chemoreceptor trigger zone：CTZ）としての役割を果たします．CTZ は血中のある種の薬物や毒薬に反応して嘔吐中枢に刺激を送り嘔吐を誘発するので，通

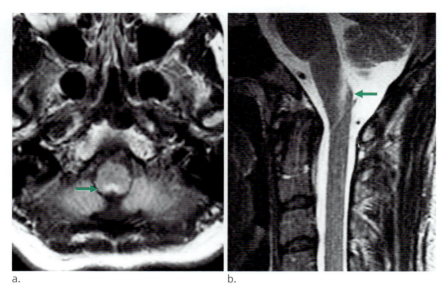

a.　　　　　　　　　　　　b.

図1　難治性のしゃっくりで発症した視神経脊髄炎患者の脳MRI（自験例）
a：延髄レベルでのFLAIR横断像．延髄背側の最後野付近に高信号病変を認めます．b：T2強調矢状断像．延髄背側から中心管に沿って頸髄まで伸びる高信号病変を認めます．

常の血液脳関門（blood brain barrier：BBB）が存在せず，血液中のIgGや補体がアクセスしやすい可能性が指摘されています[2]．
- 最後野を含む第四脳室底はAQP4の発現が豊富であり[4]，抗原抗体反応が惹起されやすい領域といわれています[5]．

◆ NMOSDはどのような病気か？

- NMOSDは自己免疫疾患で，中枢神経のアストロサイト上に発現するAQP4を標的とします．AQP4は水分子のホメオスターシスを担うチャンネルとして知られるAQPファミリーの1つであり，中枢神経系で最も発現の多いAQPです．
- NMOSDは，血液中に存在する抗AQP4抗体が病態に関与し，補体依存性あるいは抗体依存性細胞介在性に中枢神経のアストロ

サイトが攻撃され，中枢神経内で高度の炎症をきたす疾患です．

- 血清中の抗 AQP4 抗体が BBB を通過して中枢神経内で炎症を引き起こすと考えられていて，主に視神経炎や脊髄炎が生じるため，この名が付いています．視神経や脊髄の他にも，延髄背側，視床下部，脳梁など脳内にも病変が生じることがあり，しばしば難治性で高度な後遺症を遺します．
- **NMOSD の 9 割は女性**であり，発症年齢は乳児から 80 歳以上の高齢まで幅広く，平均発症年齢は 30 歳代後半です．
- シェーグレン症候群や慢性甲状腺炎など，他の自己免疫疾患を合併していることも少なくなく，しばしば膠原病による中枢神経の炎症との鑑別が問題となります．
- 経口ステロイド薬などによる再発予防治療がなければ年に 1 〜 2 回の再発を繰り返し，失明や寝たきりに至るリスクの高い疾患です．

◆ どのように診断するのか？

- 血清抗 AQP4 抗体が陽性で，NMOSD に矛盾しない中枢神経病変が MRI で確認できれば NMOSD と診断できます．ELISA 法による抗 AQP4 抗体測定には保険が適用されます．
- 難治性のしゃっくりが続くのに ELISA 法で抗 AQP4 抗体が陰性の場合は，偽陰性の可能性があり，より感度の高い cell-based assay（CBA）法（保険適用外）で確認する必要があります．

◆ 具体的にどうするか？

- 難治性のしゃっくりを診た際には，ELISA 法による抗 AQP4 抗体のスクリーニングと，頭部 MRI における FLAIR 画像あるいは T2 強調画像の矢状断での延髄最後野病変の検索が必要です．

- **NMOSD のしゃっくりを含む急性期症状にはステロイドパルス療法の早期適用が有用**で，ステロイドパルス治療への反応が悪い場合には血漿浄化療法（血漿交換療法）が適用となります．延髄最後野病変がある場合は，抗 AQP4 抗体の結果を待たずにステロイドパルス療法を開始することが勧められます．
- 再発予防には 1 日あたり 15 mg 程度のプレドニゾロンの内服が有効です．副作用が問題となる場合は免疫抑制剤を併用することでプレドニゾロンの内服量を短期間で減らすことも可能です．
- 2 年以上再発のない患者さんではその後の再発のリスクはそれほど高くないことが多く，1 日あたり 5 mg 程度のプレドニゾロンを維持することで再発を防げることが多いです．抗 AQP4 抗体が陽性の場合は，免疫抑制療法の維持が必要となります．

Take Home Message

▶ 数週間以上しゃっくりが続く場合は，NMOSD を鑑別にあげて，抗 AQP4 抗体のスクリーニングと頭部 MRI による検査をします．

▶ NMOD によるしゃっくりとわかればステロイドパルス療法を開始します．再発予防には，プレドニゾロンが有効です．

Column　抗アクアポリン 4（AQP4）抗体の測定法

- 抗 AQP4 抗体は NMOSD の診断に欠かせない検査で，その測定は保険適用になっています．しかし，承認されている測定キットは ELISA 法であり，感度や特異度に問題があります．
- AQP4 は水チャンネルの役割を持つ膜タンパクであり，細胞膜上に格子状配列を成して発現しています．NMOSD の血清に存在する抗 AQP4 抗体は，この格子状配列に強く結合し，病原性を発揮するといわれています．したがって，血清中の抗 AQP4 抗体を精

確に同定するためには，細胞膜上に格子状に配列した AQP4 を抗原に用いる必要があり，cell-based assay 法（CBA 法）が適しています．

- CBA 法で陽性になる検体の約 20％が ELISA 法では陰性となり，CBA 法で陰性の検体の約 1％が ELISA 法で偽陽性となります．
- 保険適用になってから測定依頼は増加しており，全測定検体のうち ELISA 法で陽性になる頻度は高くても 5％程度と推定されます．
- 以上から，NMOSD の 5 人のうち 1 人は ELISA 法で偽陰性となり，ELISA 法で陽性となる症例の 5 人に 1 人くらいは偽陽性となると考えられます．
- CBA 法による抗 AQP4 抗体測定は，保険適用外ですが，各検査会社を通じて研究項目として依頼可能であり，ELISA 法の結果に疑問を感じる際は CBA 法での再検査が強く勧められます．

【文献】
1）Misu T et al. Neurology. 2005; **65**: 1479-82
2）Popescu BF et al. Neurology. 2011; **76**: 1229-37
3）Takahashi T et al. J Neurol Neurosurg Psychiatry. 2008; **79**: 1075-8
4）Amiry-Moghaddam M, Ottersen OP. Nat Rev Neurosci. 2003; **4**: 991-1001
5）Pittock SJ et al. Arch Neurol. 2006; **63**: 964-8

8 なぜ，食べ物が気管に入ってしまうのか？

[嚥下障害]

◆ 結論から先に

- 高齢者の最も多い死因は誤嚥性肺炎によるものです．
- ヒトは他の動物とは異なり，誤嚥しやすい解剖学的特徴を持っています．高齢になることで，解剖学的・生理学的に誤嚥のリスクが増します．
- 嚥下内視鏡は嚥下障害の評価と治療方針決定に有用です．
- 気管切開は嚥下障害を悪化させます．
- ときには誤嚥防止手術が有用です．
- 胃瘻は「延命治療」ではありません．

◆ なぜ，誤嚥するのか？

- 現在，日本人の死因の第3位が肺炎となっています．さらに要介護高齢者では，肺炎は最大の死因で，その多くが誤嚥性肺炎によるものです．嚥下障害は生命の危険に直結するだけではなく，食の楽しみを奪い，身体的にも苦痛を生じ，生活の質を低下させるという点でも大きな問題です．
- 誤嚥はなぜ起きるのか？　それを理解するために，まず口腔・咽頭・喉頭の解剖学的構造をもとに嚥下のプロセスを理解することが必要です．そのためには，嚥下造影検査や嚥下内視鏡が役立ちます．ヒトの咽頭・喉頭はきわめて誤嚥しやすい構造になっており，嚥下は絶妙なコントロール下で行われています．したがって，その機能が低下することは，即，誤嚥につながるのです．
- 系統発生的に見ると，喉頭の本来の機能は肺に異物が侵入するこ

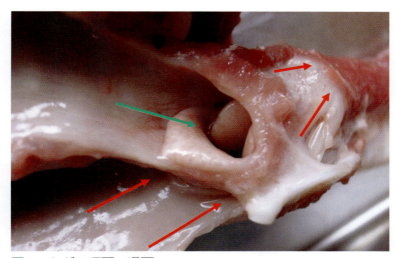

図1 ヤギの咽頭・喉頭
空気の経路（青矢印）と食物・水の経路（赤矢印）が構造的に分離しています．

とを防ぐために気道の入り口を閉鎖することであり，ヒト以外の動物では，空気の通り道と食物・水の通り道を分離し誤嚥が起こりにくい解剖学的構造をとっています．すなわち，筒状の喉頭が鼻腔に向かって突き出すような構造をとり，咽頭から食道への経路はそれを避けるように通過します（図1）．

- ファイバースコープで観察すると，ヒト以外の哺乳類では，鼻腔から声門が見えますが，口腔から気道を直視することができません．一方，ヒトでは，鼻腔から見ても，口腔から見ても，正面に声門が観察されることになります（図2）．
- ヒトの咽頭・喉頭は「交差点」，他の動物は「立体交差」になっているといえます．「なぜ，食べ物が気管に入ってしまうのか」，それは，ヒトではきわめて誤嚥が起こりやすい構造になっているからです．

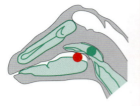 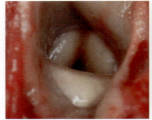 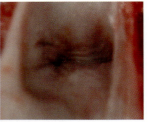

ヤギ：鼻から覗く　　ヤギ：口から覗く

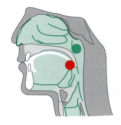 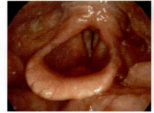 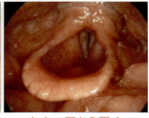

ヒト：鼻から覗く　　ヒト：口から覗く

図2　ヒトと他の哺乳類におけるファイバースコープ所見の違い

◆ 高齢者の特徴は？―加齢による影響

- 高齢者では以下の4点による嚥下機能への影響が考えられます．
  ①喉頭下垂といった構造的変化
  ②感覚機能の低下
  ③咀嚼機能などの筋力低下
  ④認知機能の低下
- 加齢により喉頭を支える筋や靱帯の緊張が低下し喉頭が下垂するため，喉頭挙上が遅れて，嚥下時の喉頭閉鎖が不十分な状態となり，誤嚥につながります．喉頭挙上不良は，疲労によりさらに悪化します．喉頭の感覚機能低下により，咳反射や嚥下反射の開始が遅れ，嚥下運動のタイミング異常も起こってきます．歯牙の脱落，咀嚼筋の筋力低下による咀嚼機能の低下は，食物の口腔内残留を増やし，咀嚼期に続く嚥下運動にも悪影響を及ぼします．認知機能の低下により，食物を頬張り過ぎたりして嚥下機能に見合

わない食行動を取ることも誤嚥のリスクを増します.

● 嚥下と呼吸の経路が同一であるため,誤嚥を防ぐには嚥下時に呼吸を抑制する適切な嚥下・呼吸パターンが必要です.通常,若年者では呼気-嚥下-呼気パターンを取っていますが,高齢になると吸気-嚥下-吸気という誤嚥しやすいパターンに変化していきます.

◆ 嚥下機能評価に有用な嚥下内視鏡

● 嚥下とは食塊を口腔から咽頭に送り込む口腔期,反射的な嚥下運動により食塊を食道へ送り込む咽頭期,その後の食道期からなります.

● 嚥下造影検査と嚥下内視鏡検査は,嚥下運動を可視化して機能評価することができます.嚥下造影検査は,内視鏡検査では観察が難しい口腔期や食道期を含むすべての過程を観察できますが,被曝を伴い,透視室で行うので,対象や回数の制限があります.一方,嚥下内視鏡検査は咽頭期を直接観察できないという欠点があるものの,喉頭閉鎖の状態や喉頭の知覚を評価できる利点があり,比較的簡便にベッドサイドや往診で繰り返し行うことができます.実際の食品で検査できるという点も見逃せません.経口摂取が可能か,食形態をどうすればよいか判断するのに有用です.評価にあたっては,兵藤スコアを使って,喉頭蓋谷・梨状陥凹の唾液貯留,声門閉鎖反射・咳反射の惹起性,嚥下反射の惹起性,着色水嚥下による咽頭クリアランスを客観的に評価することが推奨されます.

● 誤嚥は直ちに肺炎につながるわけではなく,咳嗽反射,喀出力,気道粘膜機能,免疫力などの生体側の要因と誤嚥物の種類・量のバランスが関係しています.経口摂取が可能か判断する場合は,総合的な判断が必要です.

◆ 気管切開は嚥下機能を悪化させる！

● 嚥下機能が悪化すると唾液を嚥下することが難しくなり，唾液の落ち込みにより気道分泌物が増加します．また慢性的に気道感染を生じ，それにより喀痰の吸引も頻回に必要になります．誤嚥したものを吸引する必要性も出てきます．そのような場合に気管切開が行われますが，気管切開患者では，

> ①喉頭挙上運動が制限され喉頭閉鎖が不十分になる
> ②喉頭知覚の低下により咳反射閾値が上昇し，咳が出にくくなる
> ③誤嚥を防ぐための声門下圧の維持が困難になる
> ④カフで頸部食道が圧迫される
> ⑤喉頭閉鎖反射が低下する

などから，嚥下機能が悪化します．気管カニューレのカフは，唾液の落ち込みを一時的に遅らせているだけで，完全に防ぐことはできません．カフ圧を規定量より上げることは，気管食道瘻の危険もあり，避けなければなりません．カフの脱気，一方弁の使用で誤嚥が軽減する場合もあります．唾液の落ち込みが多い場合は，吸引ライン付きのカフ付き気管カニューレが必要です．低圧持続吸引器を吸引ラインに接続して，持続的に吸引することも有効なことがあります．

◆ 誤嚥防止手術を考えるとき

● ヒトの咽頭・喉頭は誤嚥しやすい構造であり，気管切開では誤嚥を完全に防止できないため，嚥下障害により誤嚥を繰り返します．このように，生命に危険があり，生活の質の悪化が著しい場合には，発声機能を犠牲にして誤嚥を防止するために気道と食道を完

全に分離することがあります.

● 嚥下障害診療ガイドライン[1] では,

> ①誤嚥性肺炎を繰り返している
> ②嚥下機能の回復が期待できない
> ③構音機能,発声機能が高度に障害されている
> ④発声機能の喪失に納得している

が適応としてあげられています.

● 誤嚥防止術が適応になりうる高齢者の増加とともに,喉頭全摘出術以外にも,喉頭中央部切除術や Narrow-fileld laryngectomy など,より低侵襲の術式も行われるようになってきています.

● 筋萎縮性側索硬化症（ALS）,特に球麻痺型では,嚥下障害の悪化が急速で,経口摂取が困難となり,誤嚥性肺炎を繰り返します.構音機能も高度に障害される例が多いことから,適切な時期に誤嚥防止術の適応を考慮する必要があります.ただし,高齢者同様に,誤嚥防止術を行っても,必ずしも経口摂取が可能にならない例も少なくないこと,流涎も改善しない場合もあることなどをあらかじめ十分に説明しておく必要があります.呼吸筋筋力低下を伴うため,誤嚥防止術後も排痰が困難なため肺炎の頻度が減らない場合もあり,カフアシストなどの機械的排痰補助が必要です.進行期のパーキンソン病,進行性核上性麻痺,多系統萎縮症などでも誤嚥防止術が有用な場合があります.

◆ 胃瘻は「延命治療」ではない

● 胃瘻栄養の選択は適切になされる必要があります.高齢者では,嚥下障害により栄養障害が悪化すると,筋肉量の減少や活動量低下,免疫機能低下が生じ,さらに嚥下機能が悪化するという悪循環に陥っていきますが,胃瘻栄養により,経口摂取が再び可能に

なる例があります．胃瘻栄養にお楽しみのための経口摂取を組み合わせることも可能な場合があります．ただし，唾液の誤嚥，逆流による誤嚥は，胃瘻では防げないため注意が必要です．

- ALS は代謝が亢進して体重が減少し，それが生命予後に影響を与える疾患であり，適切な栄養補給を行うことが疾患の進行を抑制する積極的治療の1つです．経口での栄養療法にも関わらず体重が減るようになった段階で胃瘻の造設を検討する必要があります．食事に時間がかかるようになった，食事をすることが苦痛だということも指標となります．初期のうちから，いつ造設すべきかを念頭に置きながら診療を行うことが重要です．適応をきちんと選べば，胃瘻は「延命治療」ではありません．胃瘻を造ったからといって経口摂取をやめる必要はなく，食の楽しみを残しつつ，体重減少を防ぎ，病気の進行を遅らせるために胃瘻栄養を併用することをきちんと説明し同意を得る必要があります．

Take Home Message

- ▶嚥下障害は，高齢者や神経疾患患者で必発であり，生命予後，生活の質に直結する重要な症候です．
- ▶誤嚥性肺炎を予防するだけではなく，できるかぎり食を楽しむ事ができるような努力が大切であり，そのためには，医師だけではなく，多職種の連携が必要です．

【文献】
1) 日本耳鼻咽喉科学会（編）．嚥下障害診療ガイドライン 2018 年版．2018；東京：金原出版

9 広がる手足, 舌の痩せ

[筋萎縮性側索硬化症]

◆ 結論から先に

● 筋萎縮性側索硬化症（ALS）は極端にまれな病気ではありません. 患者数は全国で 1 万人強, 新規の発症は全国で毎年 2,800 人くらいと推計されています[1]. これは, 関節リウマチの 1/5 弱ほどの数の ALS 患者さんが新規に発症していることになります. つまり, 整形外科や一般医を含めて, 外来での ALS 患者さんとの遭遇を想定する必要があります.

● 進行性の球麻痺症状がある, 進行性の筋力低下がある……などの場合は, ALS を疑います.

● 現在もなお, 根治的治療法のない病気ですが, 支援体制の構築, 進行抑制薬の導入, 栄養管理や呼吸状態のケア, 各種対症療法, 侵襲的処置の意思決定支援など, 標準的診療として行うべきことは多くあります.

◆ どのような患者さんで ALS を疑うのか？

● 端的に言うと,

- 進行性の球麻痺症状（しゃべりにくさ, 飲み込みにくさ）がある場合
- 進行性の手足の筋力低下に筋萎縮を伴う場合

● 筋萎縮は球麻痺症状の場合, 舌の萎縮となります.

● 四肢の筋力低下を自覚した ALS 患者さんが最初に受診したのは 35％が整形外科, 35％が一般医だったという調査結果もあります[2].

55

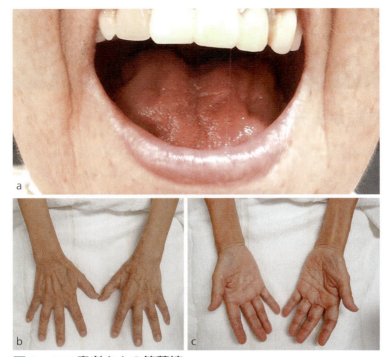

図1　ALS患者さんの筋萎縮
a：舌萎縮．b, c：前腕から手のびまん性筋萎縮．

- たとえば頸椎症や尺骨神経麻痺かなと思って診ている患者さんの症状が進行性で，想定される髄節や末梢神経支配領域を越える範囲で筋力低下や筋萎縮が広がる場合，ALSの可能性を考慮すべきです．また，境界のはっきりしない舌萎縮を伴って，進行性の球麻痺症状がある場合にはALSの可能性を考えるべきです（図1）．

◆ ALSの可能性を考えたらどうしたらよいのか？

- ALSの診断根拠の根幹は，詳細な病歴と，診察によって得られる神経所見です．針筋電図と徹底的な除外診断のための検査が必要です．

- そのためには，専門的な知識，経験，技能が必要です．ALS の可能性を考えたら神経内科 / 脳神経内科への紹介が必要です．

◆ 症状進行パターンはかなり多様

- ALS 患者さんの発症してからの生存期間中央値は 4 年程度とされます．しかしながら，個別の患者さんでは，進行の様子はずいぶん多様です．
- 1 割弱の患者さんでは，発症から 1 年以内に呼吸不全などで生命が危うくなります．一方で 1 割以上の患者さんでは，発症から 10 年以上，呼吸器なしで生命を保ちます．
- 生存期間が多様なだけでなく，球麻痺のため全く話せないけれども日常生活動作は保たれていたり，呼吸不全が切迫していても球麻痺症状は軽かったり，身体のどこの症状がどのように進むかも患者さんごとにさまざまです．個別の患者さんの状態ごとに診療やケアの内容を定めていく必要があります．

◆ どのような ALS 治療薬があるのか？

- まだ効果は十分とは言い難いのですが，進行抑制効果が示され，保険適用で使用できる薬剤が 2 種類（リルゾール，エダラボン）あります．
- リルゾールは内服薬で，3 ヵ月程度 ALS 患者さんの生存期間を延長する効果が治験で示されています．副作用が目立つ患者さんは無理をせず中止すべきです．
- エダラボンは点滴で用いる薬剤で，2 週間のうち 10 日間の投与と 2 週間の休薬を繰り返します．6 ヵ月の投与で 2 ヵ月ほど進行を遅らせる効果が示されました．
- どちらも効果は進行抑制ですので，投与された患者さんが効果を

実感するというわけにはいきません．また，肺活量が低下するなど，症状が進行した例では有効性が確認されていません．

◆ 必要な意思決定支援と社会福祉的サポート

● 診断後は十分にこの病気についての説明を行い，今後の医療や療養支援について，必要な情報を提供しつつ，意思決定のサポートを行う必要があります．病気や症状を踏まえていかに生きるか，患者さんと医療者側がともに考え，プランを共有する立場に立つことを，病名告知や説明の目標にするとよいと思います．

● さらに，利用可能な社会福祉的サポートを遅滞なく申請し，できるだけ活用して，少しでも無理がない形で日常生活を過ごせるような支援体制を構築することが重要です．

● 厚生労働省指定難病の対象疾患であり，医療費補助の対象になりえます．ALS は介護保険の特定疾病に含まれますので，40 歳以上であれば介護保険の申請が可能です．

◆ リハビリテーションが有用

● 保たれている筋力を生かして日常生活動作機能を保つために，リハビリテーションの介入は有用です．また，動かさなくなった関節は拘縮を生じて，深刻な疼痛の原因になることがあります．この対策にはストレッチ，関節可動域訓練が有効です．ご家族でもできます．

● 言語聴覚士の介入で嚥下について指導ができます．また，コミュニケーション能力に対する支援に言語聴覚士や作業療法士が関わってもらえることがあります．

● ただし，弱った筋に過度な負荷をかけると，かえって筋を傷めてしまいます．過負荷を避ける注意が必要です．

◆ 栄養状態が ALS 進行に関わる！？

- 栄養状態が悪いと ALS の進行が速いことが多く報告されています．摂食量が減った場合は，経口栄養剤を処方するなど，栄養の下支えを行います．

- 胃瘻というと，単なる延命措置だとか，最後の手段だというような認識のもと，拒否的になる患者さんも多くいらっしゃいますので，早めに説明しておく必要があります．

- 胃瘻は嚥下機能が悪くても，栄養，水分，内服薬をスムーズに体に入れるルートとして有用です．嚥下機能が悪い状況で，がんばって経口摂取するのは，患者さんご本人にとっても，介護者にとっても本当に大変です．ただし，胃瘻のみで長期生存につながるわけではありません．

- 肺活量の低下があり，％ FVC が 50％を割り込むと胃瘻造設のリスクが増します．肺活量が低下してきたら，嚥下機能が保たれていても胃瘻を造設しておくことを検討する必要があります．

◆ 人工呼吸器装着の有無と意思決定

- ALS 患者さんの最終死因は多くの場合，呼吸不全です．したがって，気管切開と人工呼吸器装着を行うと，ときに 10 年以上も生存期間を延長できる場合があります．

- しかし，人工呼吸器で呼吸不全を防ぐことができても，ALS 自体は進行していきます．当初は身体の動く部分を用いて，コミュニケーションをとれる患者さんが多いのですが，やがて閉じ込め状態となっていく場合があります．

- 呼吸不全に陥ったときに気管挿管，気管切開や人工呼吸器装着などの医療処置をどこまで受けるのか，考え決めておかなくてはならない課題です．

◆ ALS と認知機能障害

- ALS は認知機能障害を伴わないと考えられていましたが，前頭側頭葉機能障害を主体とする認知機能障害のある患者さんが少なくないことがわかってきました．

- 人の表情に表された感情や精神状態などの情報を読み取る情動認知機能の低下，ものごとを順序立てて手際よく行う遂行機能の低下，自己中心的な振る舞い，興味の喪失，無気力，脱抑制，怒りっぽさ，攻撃性などの行動変化などがみられることがあります．近時記憶障害は目立ちません．

- これらの認知機能障害は，発症して時間が経ってから顕在化して，介護者の負荷を増してしまうことがあります．認知機能障害についての情報を共有して，チームで対応することが必要です．

◆ ALS への対症療法，呼吸苦にはモルヒネが有効

- 呼吸苦に対してはモルヒネが有効です．平成 23 年（2011 年）9月に ALS 患者さんに対するモルヒネの使用は保険審査上認める扱いになっており，保険診療で用いることができます．使用量はがん性疼痛で用いる量の半分が目安です．

- モルヒネは呼吸不全を誘発するのではないかと心配になると思いますが，実際には少量から用いると，おおむね安全に使うことができます．モルヒネで呼吸苦が改善することで，むしろ呼吸状態が安定する印象を持っている専門医が多いです．

Take Home Message

▶進行性で，髄節や末梢神経支配領域を越えて筋力低下や筋萎縮が広がる場合，ALSの可能性を考慮すべきです．なるべく診断が遅れないようにして，標準的診療にのせていく必要があります．

▶支援体制構築にあたり，リハビリテーションの導入を考慮すべきです．

▶栄養状態が重要であり，胃瘻造設は遅滞なく行う必要があります．

▶ALSには前頭側頭葉機能障害を伴うことがあり，介護者への配慮が必要です．

▶呼吸苦に対してはモルヒネが有用です．

【文献】
1）Doi Y et al. J Epidemiol. 2014; **24**: 494-9
2）Kano O et al. BMC Neurology. 2013; **13**: 19

10 ALS とどこが違う？

[頸椎症]

◆ 結論から先に

● 頸椎症による筋萎縮は髄節性分布をとり，母指球筋は保たれ，経過は非進行性です．筋萎縮性側索硬化症（amyotrophic lateral sclerosis：ALS）による筋萎縮は髄節の境界はなく，母指球筋の萎縮が早期からみられ，常に進行性です．

● 頸椎症と ALS の鑑別で問題となるのは，頸椎症の特殊病型である頸椎症性筋萎縮症です．

● ただし，頸椎症と ALS の合併例もあり，その場合は ALS にしかみられない症候（母指球の筋萎縮，頸部筋の筋力低下，萎縮筋での腱反射の残存，広範な線維束性収縮，急激な体重減少）を捉えることが早期の ALS 診断の手掛かりになります．

◆ 頸椎症による神経障害にはどんなものがある？

● 頸椎症による神経障害は神経根障害と脊髄症があります（両者の合併は少ないです）．

● 頸部の神経根障害は，通常頸部・肩甲部の痛みが先行し，一側上肢の痛み（根性疼痛）としびれ感で発症します．その後，障害神経根支配領域の感覚障害や筋力低下をきたします．

● 頸椎症による脊髄症は，通常一側の手指の感覚障害で発症し，手指の巧緻運動障害が加わり，次いで他側の手指の感覚・運動障害，さらに下肢の痙性による歩行障害をきたすという経過をとります．

● ALS との鑑別で問題となるのは，上肢の筋萎縮を主徴とし，感覚障害を欠く頸椎症性筋萎縮症（cervical spondylotic amyotrophy：

CSA）という頸椎症の特殊病型です.

◆ CSA の臨床的特徴とは？

- 中高年の，特に男性に圧倒的に多いです.
- 一側上肢の筋力低下で発症し，筋萎縮が急速または緩徐に進行して，その後停止します.
- CSA では一側上肢のみの筋萎縮が多く，両側性でも通常左右差があります.
- 上肢の筋萎縮は髄節性分布をとり，近位型と遠位型に分けられます.

a 近位型 CSA

- 上肢帯から上肢近位筋の筋萎縮を主徴とし，C5 および C6 髄節支配の筋である棘上筋，棘下筋，三角筋，上腕二頭筋，腕橈骨筋に筋萎縮がみられ，上肢の肩での挙上が困難になります.
- C7 が中心髄節支配の上腕三頭筋や C8 以下の髄節支配の手の筋は保たれます（図 1）.

b 遠位型 CSA

- C8 が主な髄節支配の背側骨間筋の萎縮と，総指伸筋の筋力低下で手指伸展が不十分になり下垂指がみられます（図 2）.
- 母指球の萎縮は目立ちません（図 2）. これは母指球を構成する短母指外転筋（手掌を上向きにした平面で母指を垂直に立てる筋）が，頸椎症では障害されにくい Th1 髄節が主な支配髄節であるためと考えられます.
- 遠位型 CSA で C7 髄節も障害されると，上腕三頭筋や前腕の尺側も萎縮します（図 2）.

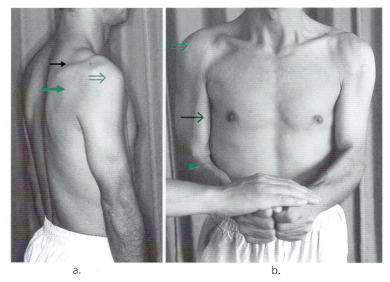

図1 頸椎症性筋萎縮（近位型：C5, 6 髄節障害）

筋萎縮は右 C5, 6 髄節支配の棘上筋（→），棘下筋（→），三角筋（⇒）(a) および上腕二頭筋（→），腕橈骨筋（▶）に限局して認められます (b)．

◆ CSA の病態と画像所見の理解のポイント

- CSA の病態は①脊髄前根の選択的障害と②脊髄前角の選択的障害，および③両者の合併があるとされます．
- 前角障害型の CSA の病態として，頸椎運動に伴う頸髄の動的圧迫による脊髄内循環障害を介した複数髄節にわたる前角の選択的障害が考えられます．
- 前根の選択的障害例の MRI による画像診断は，必ずしも容易ではありません．
- 前角障害例でも画像上の脊髄圧迫は軽度な例が多く，CSA の画像診断は困難なことがあります．頸椎伸展位で脊髄圧迫が増強する症例があります（図3）．
- 前角の選択的障害例のなかには，MRI で多髄性にわたる前角病変（横断像では"snake-eyes"所見）が捉えられる例があります（図3）．

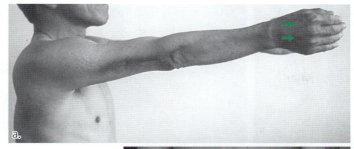
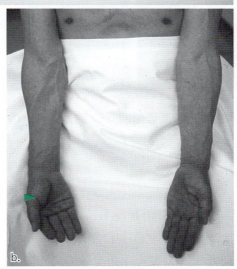

図2　頸椎症性筋萎縮（遠位型：C7, 8 髄節障害）

C7, 8 髄節支配筋の障害で，上腕三頭筋と前腕尺側の筋萎縮および手指の伸展障害を呈しています．より上位のC5, 6 髄節支配の三角筋，上腕二頭筋および腕橈骨筋はよく保たれ，障害髄節と正常髄節との明確な境界があります（a）．背側骨間筋（→）に軽度萎縮がみられますが（a），母指球（▶）は保たれています（b）．

◆ ALSと頸椎症の合併に注意！

- ALSの患者さんの高齢化に伴い，ALSと頸椎症の合併も多くなっています．
- MRI画像上の頸椎症による脊髄圧迫があっても無症候の場合も多く，画像所見を過信しないで下さい．

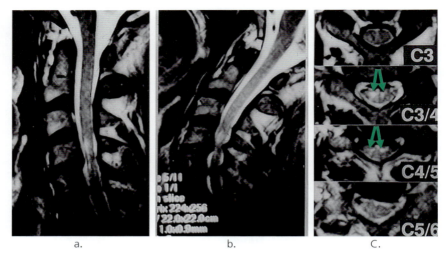

図3　両上肢近位筋萎縮例（52歳，男性）のMRI T2強調画像

頸椎中間位（a）ではC4/5レベルでの脊髄圧迫は軽度ですが，頸椎伸展位（b）では高度となります．C3/4からC4/5レベルの髄内前方寄りに線状の高信号がみられます．横断像（c）ではC3/4レベルおよびC4/5レベルで，髄内の左右の前角と思われる部位に高信号（"snake-eyes"所見［→］）がみられます．

- ALSの患者さんが脊椎手術をすると，術後症状が急速に進行することがあります．したがってALSが疑われる場合は，画像上脊髄圧迫を認めても手術をすることなく，神経内科専門医にコンサルトして下さい．

◆ 頸椎症（特にCSA）とALSの鑑別点を押さえる（表1）

- 筋萎縮の分布パターンがCSAでは髄節性分布で，障害筋と正常筋との間に明瞭な髄節の境界があります．ALSでは上肢の筋萎縮は初期には遠位部優位または近位部優位の分布をとりますが，明確な髄節の境界はなく，なだらかな移行を示します．
- 遠位型CSAでは母指球を構成する短母指外転筋は保たれますが，ALSでは母指球筋の萎縮が早期からみられやすいです．ALSで

表1 頸椎症性筋萎縮（CSA）とALSの症候学的鑑別

	CSA	ALS
筋萎縮の分布	髄節性（境界が明瞭）	びまん性（なだらかな移行）
短母指外転筋萎縮	目立たず	しばしば
経　過	進行後停止	緩徐進行性
頸部筋の筋力低下	−	＋
腱反射	萎縮筋で消失	萎縮筋で残存
体重減少	−	＋
球症状		進行すると＋

は初期に"split hand"と呼ばれる特有の分布の手の筋萎縮をきたします（Column を参照）.

- ●ALSでは常に進行性経過をとり，上肢の筋萎縮はびまん性分布となり，対側上肢や下肢に及び，さらに球麻痺による構音・嚥下障害をきたすに至ります．CSAでは進行は停止して固定します．
- ●ALSと頸椎症が合併している場合，頸椎症ではみられず ALS にしかみられない症候を捉えることが，早期の ALS 診断の手掛かりになります.
- ●ALSを強く疑う症候としては以下のようなものがあります.

①頸部筋の筋力低下：頸椎症では上位頸髄支配の頸部筋は障害されませんが，ALSでは侵されます．仰臥位にして抗重力的に頸部を前屈させて軽微な頸部屈筋力の低下を検出することが重要です.

②萎縮筋での腱反射の残存または亢進：頸椎症では萎縮筋の腱反射は消失しますが，ALS では萎縮筋の腱反射をみると，視診上筋の速い筋収縮が観察され，上位運動ニューロン病変の存在を示唆します.

③広範な線維束性収縮：安静時の筋線維束の自発的収縮である線維束性収縮が，広範な分布で長期間観察される場合はALS を示唆します．

④短期間での体重減少：ALS ではしばしば短期間に体重減少がみられます（半年で 5 kg 以上の減少）．

▌▌▌ **Take Home Message**

▶頸椎症と ALS の合併があることに注意が必要です．また，無症候性の脊髄圧迫例もあり，画像所見を過信すると誤診につながります．

▶症候や経過を詳細に検討し，ALSが少しでも疑われる場合は，手術することなく早急に神経内科専門医にコンサルトしてください．

Column　ALS における解離性小手筋萎縮 "split hand"

- ALS では短母指外転筋（T1）と第一背側骨間筋（C8）の萎縮が目立つのに対して小指外転筋（C8）が比較的保たれるという，特徴的分布の小手筋萎縮を示します．すなわち手の筋萎縮の分布に，橈側と尺側との間で「解離」が認められ，"split hand" と呼ばれ，注目すべき症候です（図 4）．

【文献】
1）亀山　隆，安藤哲朗．神経内科．2012; **77**: 15-23
2）Eisen A, Kuwabara S: J Neurol Neurosurg Psychiatry. 2012; **83**: 399-403

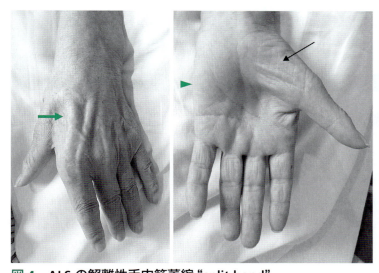

図4 ALSの解離性手内筋萎縮 "split hand"
母指球の短母指外転筋（→）と第一背側骨間筋（→）に萎縮が強いですが，小指外転筋（▶）は比較的保たれています．

11 不器用になる筋疾患

[筋強直性ジストロフィー]

◆ 結論から先に

● 筋強直性ジストロフィーは筋疾患と位置づけられていますが，RNA 毒性による多臓器疾患であり，集学的なケアが重要です．

● 一般に筋疾患は体幹筋・四肢近位筋優位の障害といわれていますが，筋強直性ジストロフィーでは上肢遠位筋から筋症状が始まります．さらにミオトニア現象も加わり，手指が使いにくく不器用になります．

● 面長の特異な顔貌（手斧様）も診断の手掛かりになります．

● 特有な認知機能の障害も注目されています．

◆ 筋強直性ジストロフィーは筋肉だけの 異常ではない？！

● 原因となる遺伝子は 2 つ発見されています．わが国の大部分の患者さんは 1 型（DM1）で，19 番染色体長腕上の *DMPK* 遺伝子の 3' 非翻訳領域における CTG リピートの異常伸長が認められます．2 型（DM2）は 3 番染色体上にある *CNBP* 遺伝子の第 1 イントロン内に CCTG リピートの異常伸長があり，わが国では数家系のみ報告されています．いずれのタイプでも，変異遺伝子から異常タンパク産物がつくられるわけではありません．

● DM1 では転写された異常伸長 CUG リピートを持つ mRNA の毒性により，多様な遺伝子の発現においてスプライシング異常が引き起こされるために [1]，骨格筋，心筋，中枢神経系，内分泌臓器，眼，消化管，骨格系，免疫系など多臓器に症状が現れます（図 1）[2]．

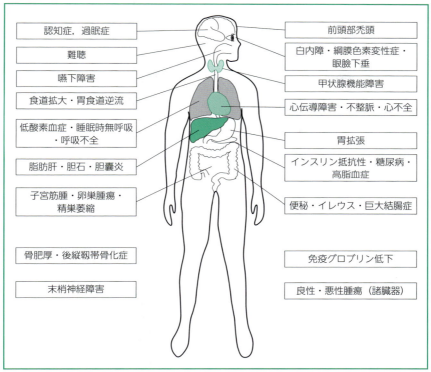

図1　筋強直性ジストロフィーでみられる多臓器合併症

[文献2を基に作成]

すなわち本症は"RNA異常症"と捉えられます（図2）.
- 筋症状は目立たず，白内障や心合併症，繰り返すイレウス，認知機能の障害などで気付かれることもあります．

◆ 診察のポイントは？

- 筋強直性ジストロフィーは筋ジストロフィーを含めた筋疾患のなかでも多くの特徴的な臨床徴候を呈することから，ほとんどの症例は診察室で診断できる疾患です．
- 通常，筋疾患は強い力が加わる体幹筋や四肢近位筋優位に障害さ

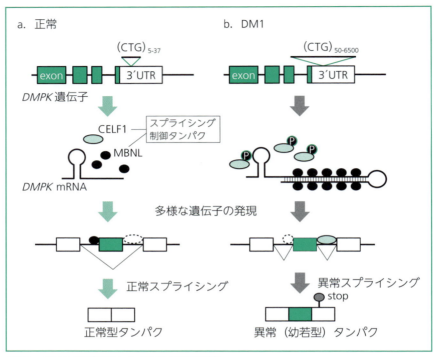

図2　RNA異常症としての分子病態

DM1では異常伸長したCUGリピートを持つRNAが転写され，ヘアピンループ構造をとります．この異常RNAは核内で凝集体を形成し，スプライシング制御タンパクMBNLをトラップします．また，別のスプライシング制御タンパクCELFはリン酸化され，安定化します．こうして正常なスプライシングを制御している機構のバランスが破綻するため，さまざまな遺伝子発現においてmRNAのスプライシング異常が引き起こされ，DM1の多臓器合併症が惹起されます．

れるため，階段を昇りにくい，座位から立ち上がりにくい，重い物を持ち上げにくいなどの症状を呈します．ところが，本症では四肢遠位筋，特に前腕筋から侵されてくるため，**手指に力が入りにくくなることが特徴**です．診察では握力測定や徒手筋力検査も必要ですが，**「ペットボトルのふたや缶コーヒーのプルトップを開けにくいことはありませんか？」などと具体的に問診することが重要**です．

● 次に，以下にあげるような特徴的な顔貌がみられるかを観察します．

> ▪ 面長な顔貌（手斧様顔貌と表現される）：咬筋・側頭筋を含む顔面筋が侵されるため
> ▪ テント状に半開きとなった口唇：口輪筋が弱くなっているため
> ▪ 兎眼や眼瞼下垂：眼輪筋や眼瞼挙筋も侵されるため
> ▪ 前頭部の禿頭（男性患者さんでみられる）

● 筋強直現象（ミオトニア）は堅く握った拳が素早く開けない（把握ミオトニア），母指球を叩打したときの持続性筋収縮（叩打ミオトニア）をみることでチェックします．ただし，ミオトニアは本症に特異な現象ではなく，他の筋疾患や神経原性変化でもみられる点に留意が必要です．本症ではミオトニアに筋萎縮を伴うことが特徴です．

● 手指筋力低下に加えてミオトニア症状で手指がこわばるため，患者さんは「手が使いにくく，不器用になった」ことを訴えます．手指を動かしているうちにこわばりが軽減してくるウオームアップ現象がみられることがあります．

● その他，特徴的な筋症候としては，胸鎖乳突筋が顕著に萎縮すること，筋力低下や萎縮が必ずしも左右対称性でないことなどがあります．

● 中枢神経障害としては，

> ▪ 独特な性格（無欲/無気力，依存的，自閉的，受動攻撃的，強迫的などと表現される）
> ▪ 認知機能障害（注意障害や遂行機能障害，表情認知障害など）

が知られています．こうした面は，病識の乏しさや受診行動の消極性，コミュニケーションの取りづらさにも影響を及ぼします．

- 本症は常染色体優性遺伝の遺伝子疾患（トリプレットリピート病）ですから，家族歴についても問診する必要があります．表現促進現象がみられることから，親の症状は軽度で目立たないこともあります．逆に子どもは重症化する傾向があり，とりわけ本症に罹患した母親からは重症の先天性筋強直性ジストロフィーの患児が生まれたり，自然流産に至る可能性があります．母親の場合，陣痛微弱や流産歴の有無を確認しておくことが大切です．

◆ 診断に必要な検査は？

- 上述した診察所見から本症を疑った場合には，針筋電図検査（ミオトニア放電の確認）と遺伝子検査（DMPK 遺伝子の CTG リピート伸長をサザンブロット法で検出）を行い，診断を確定します．
- 針筋電図検査で刺入に伴って高頻度放電が誘発され放電頻度の漸減・漸増現象が観察されます（ミオトニア放電）．この際，筋電計からモーターバイクサウンドと呼ばれる特徴的な音が聴取されます．

◆ 集学的ケアが重要

- 現在のところ本症に対する根本治療は確立していません．さまざまな臓器障害の症状に対する対症療法が主体となります．
- ミオトニア自体で困ることはまれですが，ADL 障害が強いときには，メキシレチンやフェニトイン，カルバマゼピンなどで治療します．ただし，心伝導障害の増悪に注意する必要があります．
- 心伝導障害を合併しやすく，突然死のリスクもあるので定期的な心電図検査が必須です．重篤な心伝導障害にはペースメーカーが挿入されます．
- 睡眠時無呼吸や低換気による低酸素血症を起こしやすいので，ポ

リソムノグラフィーや睡眠中の酸素飽和度モニター，受診時の動脈血ガス測定も必要となります．
- 耐糖能障害，高脂血症などの合併もチェックします．
- 白内障や網膜色素変性症の有無を眼科にコンサルトします．
- このように本症では多臓器障害に対して集学的ケアが必要になります．

◆ 今後期待される新しい治療法

- CUG リピートの異常伸長した RNA 毒性という分子病態が解明されたことから，新規治療薬の開発が進んでいます．
- 具体的には，核酸医薬を用いた異常 RNA の分解促進や，既存薬を用いたスプライシング制御タンパクのトラップ抑制などの治療アプローチが試みられており，実用化が期待されます．

Take Home Message

- ▶「手指に力が入りにくい，使いにくい」場合の鑑別診断として本症を考えましょう．
- ▶ ミオトニア現象や手斧様顔貌，テント状に開いた口唇，眼瞼下垂などの特有の顔貌が診断の手掛かりになります．
- ▶ 多臓器に及ぶ合併症に対する集学的ケアを心掛けることがポイントです．

【文献】
1) 中森雅之，高橋正紀．医のあゆみ．2016; **259**：58-64
2) 松村　剛．Brain Nerve. 2016; **68**：109-118

12 麻痺がないのに動けない

[パーキンソン病]

◆ 結論から先に

- 「麻痺がないのに動けない」疾患の代表的な疾患であるパーキンソン病は，アルツハイマー型認知症に次いで頻度の高い神経変性疾患です．
- パーキンソン病ではドパミンニューロンの変性・脱落により基底核ループによる随意運動の制御がうまく機能しなくなるために動作の開始が遅れ，動作自体も緩慢になります．
- 投薬や手術療法の決定に際しても，パーキンソン病の病態メカニズムを理解することは重要です．
- パーキンソン病は麻痺がありませんが，動作開始の遅れと動作の緩慢のため動けません．運動は「ヨーイ，ドン，ストップ」からできています．パーキンソン病では「ドン！」ができません．アクセルとブレーキを調節しているドパミンニューロンが変性・脱落するからです．
- 視覚や聴覚の外部からの刺激には反応して動くことができます．自転車にも乗れます．日常生活に応用できます．

◆ パーキンソン病の症状は？　診察は？

- パーキンソン病の4大症状とよばれるものは以下の4つで，頭文字をとってしばしば「TRAP」と略されます．

a 静止時振戦（T：resting tremor）

- 安静時に，丸薬まるめ = pill-rolling といわれる 4〜6 Hz のゆっくりとした振戦がみられます．**一側の静止時振戦をみたらほぼ**

パーキンソン病です．振戦のない手でグーパーや指折りなどを行わせたり，暗算をさせたりすると振戦は増強します．

● 安静時にみられた振戦は，上肢を前方へ挙上・保持させるといったん収まり，その後数秒すると再び増強します，re-emergent tremor といいパーキンソン病に特徴的です．

b 筋強剛・筋固縮（R：rigidity）

● 筋強剛の診察は，患者の頸部，手関節，肘関節，膝関節，足関節などを受動的に動かし，そのときに感じる抵抗を評価します．しばしば歯車が噛み合うようなガクガクとした抵抗を感じますが，これは歯車現象（cogwheel phenomenon）と呼ばれ，筋緊張が亢進した状態に振戦の要素が加わったために起こる現象と考えられています．

● 程度の軽い筋強剛を診察するときは，振戦の診察で用いたような増強法を試みます．

c 無動・寡動（A：akinesia）

● **無動がパーキンソン病の本質です**．動作開始までに時間がかかる，動作自体がゆっくりである，動作が小さいなどを，無動と表現します．無動と寡動は動作自体が減少または欠如した状態を指し，動作緩慢は反応に対する遅れや動作を遂行するのが緩徐であることを指します．

● 診察では，患者に母指と示指での指タップ，手の回内回外運動，つま先で床をタップするなどを行ってもらいます．

d 姿勢反射障害（P：postural instability）

● パーキンソン病では進行するとバランスが悪くなり，バランスが崩れたときに自力で立て直すことが難しくなります．代表的な診察法として pull test があります．患者さんの後ろから肩に検者の手を置き，後方に引っ張ることで姿勢の不安定性を評価します．

● 無動によりバランスを維持できなくなることや，前庭機能が障害されることが姿勢反射障害に関与していると考えられています．

また，前傾姿勢やピサ徴候（側方への曲がり），腰曲がり，首下がりなどの姿勢異常を呈することがあります．

● 「TRAP」の他にも，仮面様顔貌，小声，嚥下障害，小字症，小刻み歩行，すくみ足などの運動症状がみられますが，これらの症状の多くは，無動や姿勢反射障害が関与しています．また，多くの症例で，運動症状発症より前に，嗅覚低下やレム睡眠行動異常症，便秘症，抑うつ症状が存在します．

◆ 手足の麻痺がないのになぜパーキンソン病患者は動けないのか？

● 随意運動には，大脳皮質（運動野，運動前野，補足運動野）から始まり，大脳基底核（尾状核と被殻からなる線条体，黒質，淡蒼球，視床下核などから構成される），視床を介してもとの大脳皮質に戻る「基底核ループ」が重要な役割を果たしています（図1）．

● 大脳皮質と淡蒼球内節/黒質網様部の間には，以下の3つの主要な神経回路があり，随意運動に重要です．運動は「ヨーイ，ドン，ストップ」からできています（図2）．

①ハイパー直接路「ヨーイ」：大脳皮質を広範囲に抑制します．
②直接路「ドン」：ドパミン D_1 受容体を介して大脳皮質へ興奮性に働きます．
③間接路「ストップ」：ドパミン D_2 受容体を介して大脳皮質へ抑制性に働きます．

● 大脳皮質に対して，直接路は興奮性のアクセルとして，間接路は抑制的なブレーキとして働きます．ハイパー直接路によって大脳皮質を広範囲に抑制し，随意運動を素早くスムーズに開始させます．

● パーキンソン病では，黒質緻密部におけるドパミンニューロンが

12 麻痺がないのに動けない［パーキンソン病］

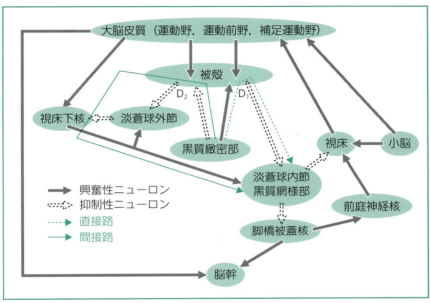

図1 パーキンソン病の病態に関与する基底核回路
随意運動ではドパミンの直接路（----▶）がgo，間接路（——▶）がstopに働きます．

変性・脱落することにより線条体のドパミンが不足します．すると，直接路のアクセルが弱くなり，間接路のブレーキが強くなって，視床を介した大脳皮質への動きのシグナル伝達が減少します．つまりパーキンソン病では，「ドン！」ができないために動けないのです．

◆ 歩行が困難でも自転車をこげる？！

- 発症から10年が経過し，高度なすくみ足で歩行が困難にもかかわらず，自転車を乗りこなすことができるパーキンソン病患者の報告がなされ，神経内科医に衝撃を与えました[1]．
- さらにその後，患者に「自転車に乗ることができますか？」と質問するだけで，パーキンソン病と非定型的パーキンソニズムを鑑

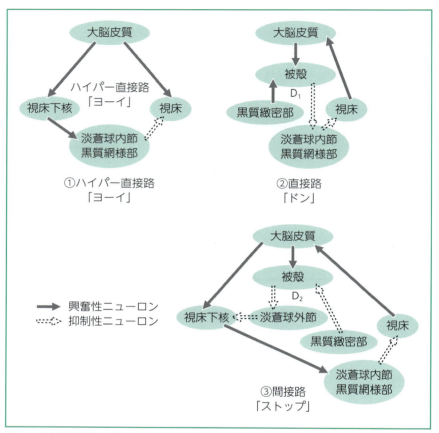

図2 随意運動の「ヨーイ，ドン，ストップ」

別でき，自転車徴候（bicycle sign）と名付けられました[2]．感度52％，特異度96％です．
- 自転車のペダルを踏んでこぐ動作と，地面を踏んで歩く動作では運動のパターンが異なり，パーキンソン病が進行しても前後方向のバランスよりも左右方向のバランスが保たれることが，自転車徴候のメカニズムとして想定されています．一方で，非定型的パーキンソニズムでは，変性が黒質以外にも及ぶため，バランスや協調運動が障害され，自転車に乗ることができなくなるのではない

かと推測されています.

● 実際には,パーキンソン病の患者さんに「どんどん自転車に乗りましょう」というのは,転倒のリスクが高く危険ですので,すくみ足が強く歩行が困難な患者さんでもフィットネスバイク(自転車こぎ)を使用したリハビリテーションが有用なことがある,ということが自転車徴候の臨床的意義なのだと考えます.

◆ 障害物が歩行の助けに?!～奇異性運動反応～

● パーキンソン病患者では,すくみ足のために1歩目が出なくなることがあります.このときに,障害物を前に置いたり,床に横縞模様をつけたりすると,それをまたぐようにして普段より大きい歩幅でスムーズに歩けるようになります.この現象は奇異性運動反応(kinésie paradoxale)と呼ばれ,視覚だけでなく聴覚の刺激(キュー)も影響します.

● 奇異性運動反応のメカニズムとして,運動開始時における内部と外部トリガーの違いが想定されています.奇異性運動反応がみられる際に,外側運動前野の血流が増加することが報告されており[3],特定の視覚入力が入り運動前野が活性化することにより,パーキンソン病で障害された歩行のプログラミングが是正されるために起こる現象と考えられています.

● 奇異性運動反応はパーキンソン病だけでなく,すくみ足を呈する他の疾患でもみられる現象です.経験的には進行性核上性麻痺や多系統萎縮症の患者のすくみ足も,高度に進行した症例でなければ奇異性運動反応がみられます.

● 実際に,すくみ足がみられるパーキンソン病の患者さんでは,「ベッドからトイレまでの生活動線に,白いテープを一定間隔に貼ると歩きやすくなります」と家族に指導します.

Take Home Message

▶パーキンソン病は黒質緻密部のドパミンニューロンの変性・脱落により線条体のドパミンが減少し，随意運動を制御する基底核ループが正常に作動しなくなることで「ヨーイ，ドン！」ができないために動けません．

▶すくみ足が強く，一見歩けないパーキンソン病の患者さんでも，自転車徴候や奇異性運動反応などを利用し，リハビリテーションや日常生活動作の改善を図ることが可能です．

【文献】
1) Snijders AH, Bloem BR. N Engl J Med. 2010; **362**: e46
2) Aerts MB et al. Lancet. 2011; **377**: 125-6
3) Hanakawa T et al. Brain. 1999; **122**: 1271-81

13 いつもふらつく

[小脳失調症]

◆ 結論から先に

- バランスを崩す，転びやすい，階段を降りるのが怖い，ろれつが回らない，会話で聞き返される，などの症状の際に小脳障害を疑います．
- 小脳はさまざまなレベルで運動の調節を行う働きを担います．空間的な調節だけでなく，時間的な調節も行っています．
- 運動失調には小脳性運動失調だけでなく，感覚性（後索性）運動失調，前庭性運動失調もあり，これらの要素がないかを確認することが重要です．
- 小脳性運動失調の中核をなす体幹失調は，片足立ちや継ぎ足での歩行で異常がみられ，多くの場合，手足の協調運動障害より重度です．体幹失調がみられたら専門医にご紹介ください．

◆ 小脳の働きとはどんなものか？

- 小脳には脳全体の80％の神経細胞が存在するといわれています．
- 小脳の働きとして重要なものは，動作の調節といわれています．その破綻により，**歩行の障害，バランス障害，リズムの不整，上肢や下肢の協調運動障害，測定障害，眼振（注視方向性眼振など），構音障害（小脳性言語），筋トーヌス低下，反復拮抗運動障害**などがみられます．
- また，小脳は繰り返す動作によって体で覚える記憶（運動学習）の重要な中枢です．たとえば，"自転車に乗る"という場合，その動作を繰り返すうちに，何度も失敗から学び，ついには自転車

83

表1　典型的小脳性運動失調症の所見

①体幹失調：wide-based. 不規則性増大（千鳥足歩行）.
②小脳性構音障害
③協調運動障害：測定障害（dysmetria），運動分解（decomposition），反復拮抗運動不能（adiadochokinesis）など
④眼球運動障害：速い動き（衝動性；saccade），遅い動き（滑動性；pursuit）の障害
⑤異常眼球運動：眼振（注視性水平性，下眼瞼向きなど），測定異常（ocular dysmetria），眼球クローヌス（opsoclunus）など
⑥動作時振戦
⑦筋トーヌス低下

に乗れるようになります．これは，小脳が働いて運動学習が達成されるからです．この記憶は長い間保持され，自転車に何十年も乗っていなかった人でも，乗りこなせるという点で理解できます．小脳障害では運動学習が障害されます．最近は運動学習能に着目して小脳機能を評価する検査も開発されています[1]．

●さらに，最近では，小脳は言語機能や感情などの高次の脳機能も担っているといわれています．

◆ 小脳性運動失調と他の失調との違いとは？

●小脳障害の主な症状は，体幹失調，四肢協調運動障害，眼振，小脳性構音障害，筋トーヌス低下，反復拮抗運動異常です（表1）.

●体幹失調は体のバランス障害などでみられ，転びやすいといった症状がみられますが，進行するまで患者さんは歩行で転倒することが少ないです．病初期の患者さんからは，転倒よりはむしろ，「急に立ったときに倒れやすい」「後ろから呼ばれて振り向いたら転びそうになった」などの訴えを聞くことが多いです．

●体幹失調は，深部感覚の障害でふらつきが出現する感覚性運動失調，前庭機能の障害でふらつく場合の前庭性運動失調との鑑別が

表2 「ふらつき」の3種類

- 後索性（感覚性）運動失調
  - (1) Romberg 徴候あり
  - (2) 位置覚障害あり
  - (3) 眼振なし
- 前庭性運動失調
  - (1) 偏奇試験で一側
  - (2) 眼振は一定方向
  - (3) 構音障害なし
- 小脳性運動失調の特徴
  - (1) 構音障害
  - (2) 眼振：注視方向性
  - (3) 酩酊性歩行：軽微なときは「継ぎ足歩行」を診る

重要です（表2）．小脳性運動失調と感覚性運動失調が合併することや，小脳性運動失調と前庭性運動失調の要素が合併するケースも経験されるため，注意が必要です．

◆ 小脳性運動失調症の鑑別はどうする？

- 患者さんが小脳性運動失調を示した場合，表3のような鑑別疾患を念頭に検査を行います．この段階で，専門医に紹介してもよいでしょう．

- 表3，4の鑑別で明確な異常が見つからない場合は変性疾患，すなわち脊髄小脳変性症や多系統萎縮症である可能性が出てきます．これらの疾患の診断は慎重になされる必要があります．特に脊髄小脳変性症には，多数の疾患が存在するため，専門医の判断が必要です．あえて概要を述べると，脊髄小脳変性症は遺伝性・非遺伝性（孤発性と呼ぶ）に分けられ，さらにそれぞれが，ほぼ小脳症状のみの障害といってよい場合（純粋小脳型）と小脳以外の神経系の異常もみられる場合（多系統障害型）に分けられます．それぞれのなかで頻度的に優先順位をつけると図1のような見当のつけ方が可能です．

- 画像も鑑別には有用です．小脳障害をきたす孤発性神経変性疾患で最も多く，わが国に1万人以上罹患患者が存在すると言われる

表3　各検査所見から疑うべき疾患

異常所見	疾患
1. 血液	
高 CK	ミトコンドリア病
乳酸高値＊	ミトコンドリア病
アンモニア上昇	尿素サイクル異常，アミノ酸・有機酸代謝異常
高コレステロール	無βリポタンパク血症，AOA1，AOA2
高コレスタノール	脳腱黄色腫症
極長鎖脂肪酸上昇	ALD，peroxisome 病
低ビタミン E	AVED，無βリポタンパク血症
IgG，IgA 低下	AT，ATLD
αフェトプロテイン上昇	AT，AOA2
低アルブミン	AOA1，SCAN1
2. 尿	
アミノ酸尿	メープルシロップ尿症
ケトン体	有機酸尿症
尿酸高値	HGPRT 欠損
アンモニア	尿素サイクル異常
3. 筋	
CoQ 低下	CoQ10 欠損症

AOA1：眼球運動失行を伴う失調症．AOA2：末梢神経障害とα-フェトプロテイン上昇を伴う失調症．ALD：副腎白質ジストロフィー．AVED：ビタミン E 欠乏を伴う運動失調．AT：血管拡張性失調症．ATLD：毛細血管拡張性失調様疾患．SCAN1：spinocerebellar ataxia with axonal neuropathy

　多系統萎縮症は，十字サインという特徴的な MRI 画像を示します（図2）．これは，かつてこの疾患がオリーブ橋小脳萎縮症（OPCA）といわれた疾患を含んでいることからわかるように，小脳だけではなく，脳幹の橋（pons）などにこの疾患の特徴的な病理所見であるオリゴデンドログリア（乏突起神経膠細胞）の細胞質内封入体が出現し，同細胞が形成するミエリンが減少し，白質が変性するために MRI に十字として映るものだからです．この所見が見られる脊髄小脳変性症は，他に少数しかなく，家族歴がなければ多系統萎縮症である可能性が高くなります[2]．

● 診療のガイドライン[3]が出版されていますので，ご参照ください．

表4 小脳障害を呈する患者さんでの鑑別疾患

疾患カテゴリー	疾患・病態	鑑別のための対応
脱髄性疾患	多発性硬化症など	頭部 MRI，髄液オリゴクローナルバンドなど
白質脳症	各種白質脳症	頭部 MRI．次に各疾患の鑑別
自己免疫性疾患	橋本病，抗 GAD 抗体症候群，Celiac 病血管炎，SLE，シェーグレン症候群，サルコイドーシスなど	自己抗体やマーカーの検索．たとえば，甲状腺関連 TPO 抗体，抗α-enolase 抗体，抗 GAD65 抗体，抗グリアジン抗体，SS-A/SS-B，血清・髄液 ACE など．
傍腫瘍性症候群	肺小細胞がん，卵巣がん，乳がん，ホジキンリンパ腫，前立腺がん，精巣がん，LEMS など	原発腫瘍検索，抗神経抗体（Hu，Yo，Ri，Ma など）検索
中毒性疾患	アルコール 薬剤（リチウム，抗てんかん薬，抗がん薬など） トルエン，大麻などの麻薬 金属（カドミウム，鉛など）	病歴や生活歴を確認．尿中反応なども有用
感染症	ヘルペスウイルス属，ライム病，神経梅毒など	該当する疾患の検索．抗体，髄液検査，PCR など
欠乏性疾患	各種ビタミン欠乏症，亜急性連合性脊髄症など	血液検査（ビタミン B$_1$，B$_{12}$，E，葉酸，メチルマロニル酸，ホモシステイン，セルロプラスミンなど）
代謝性疾患	肝機能・腎機能障害 甲状腺機能低下症（孤発型） 脳腱黄色腫症 無βリポタンパク血症 Tay-Sach's 病 ライソゾーム病 その他	血液検査．特にルーチン以外にアンモニア，ケトン体も 甲状腺機能，甲状腺自己抗体 血清コレスタノール上昇，白内障，腱肥厚 血中 VLDL 欠損，有棘赤血球 β-hexosaminidase（HexA）【まれ】 ライソゾームスクリーニング，骨髄生検【まれ】 血漿アミノ酸分析，尿中有機酸分析【まれ】
プリオン病 ミトコンドリア病	GSS など MELAS，MERRF……NARP など	MRI，家族歴，遺伝子診断 ミトコンドリア代謝異常の検索，CoQ 欠損，遺伝子診断
その他	表層シデローシス	頭部 MRI で脳表の鉄沈着像

SLE：全身性エリテマトーデス．MELAS：ミトコンドリア脳筋症・乳酸アシドーシス・脳卒中様発作症候群．MERRF：赤色ぼろ線維・ミオクローヌスてんかん症候群．NARF：神経原性脱力・運動失調・網膜色素変性症候群．LEMS：ランバート・イートン症候群

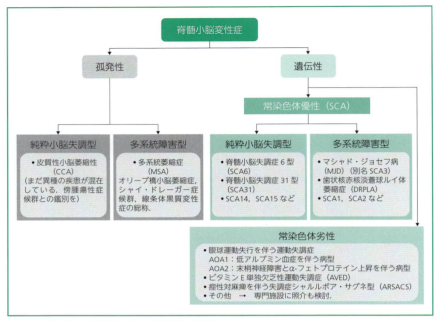

図1　脊髄小脳変性症の簡便な診断フローチャート

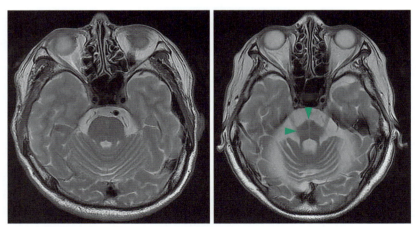

図2　頭部 MRI 画像

左：74歳男性・健常人．右：64歳女性・多系統萎縮症患者．T2強調画像あるいはFLAIR画像で，橋底部に特徴的な十字状の高信号がみられ，これを十字サイン（▲）といいます．

Take Home Message

- ▶バランスの障害,ろれつが回らないなどの症状がある患者さんでは,小脳障害(小脳性運動失調症)を疑います.
- ▶小脳失調症をきたす疾患はさまざまあり,感染症や血管障害,欠乏性疾患などを確実に鑑別することが重要です.

【文献】
1) Hashimoto Y et al. PLoS One. 2015; **10**: e0119376
2) Higashi M et al. J Neurol Sci. 2018; **387**: 187-95
3) 日本神経学会,厚生労働省「運動失調症の医療基盤に関する調査研究班」.脊髄小脳変性症・多系統萎縮症診療ガイドライン 2018. 2018;南江堂:東京

14 そのしびれ, 上か下か？

[末梢神経障害]

◆ 結論から先に

- 末梢神経障害（ニューロパチー）はしびれが現れる最も代表的なものですが，しびれは脳から脊髄に至る中枢神経系の障害によっても生じることがありますので，問診や診察で部位を的確に推定することが重要です．

- しびれの診察で留意する点として，症状，発症形式や経過とともに，生活歴の聴取も重要です．ニューロパチーによって生じる四肢末梢のしびれにおいては，一般の血液検査で鑑別可能な内科的疾患が原因となっている場合も多数あるため，まずそれらの鑑別疾患を念頭に検査を進めます．

- 片側のしびれでは脳血管障害などの中枢神経系の障害の可能性も考えます．脳血管障害であっても視床病変による手口感覚症候群のように，局所の感覚障害のみを生じ，運動障害を伴わないこともあることを念頭に置いて診察にあたります．

◆ そもそも, しびれとは？

- しびれは中枢から末梢にいたる神経系のさまざまな部位の障害で生じることが知られています．一般的にしびれは感覚障害に伴って生じるものと解釈されますが，「しびれる」と訴える患者さんのなかには手足の筋力低下，つまり運動障害をしびれと表現している場合もあり，注意が必要です．

- ニューロパチーはしびれが現れる最も代表的なものであり，左右対称で靴下手袋型の感覚障害が現れる多発ニューロパチーが有名

表1　ニューロパチーの原因

1. 炎症性・免疫性
   ギラン・バレー症候群，慢性炎症性脱髄性多発根ニューロパチー（CIDP），顕微鏡的多発血管炎，多発血管炎性肉芽腫症，好酸球性多発血管炎性肉芽腫症，非全身性血管炎性ニューロパチー，シェーグレン症候群，全身性エリテマトーデスなど

2. 代謝性・栄養欠乏性
   ビタミン欠乏，アルコール依存症，糖尿病，尿毒症など

3. 中毒性
   重金属（鉛，水銀，タリウムなど），有機溶剤（ノルマルヘキサンなど），農薬（有機リンなど）など

4. 腫瘍性・傍腫瘍性
   傍腫瘍性神経症候群，リンパ腫（末梢神経への直接浸潤），本態性 M タンパク血症，POEMS 症候群など

5. 薬剤性
   シスプラチン，ビンクリスチンなど

6. 感染性
   帯状疱疹，ライム病，AIDS，癩など

7. 遺伝性
   Charcot-Marie-Tooth 病，遺伝性圧脆弱性ニューロパチー，家族性アミロイドポリニューロパチー，Fabry 病など

8. その他
   外傷，絞扼，圧迫など

です．多発ニューロパチーはニューロパチーのなかでも頻度が高く，原因疾患も多彩ですが，単一神経の障害によってその支配領域にしびれが生じる単ニューロパチーや，血管炎などによって複数の神経領域で障害が生じる多発性単ニューロパチーのような障害分布がみられる場合もあります．

◆ しびれの原因はさまざま

● ニューロパチーをきたす原因にはさまざまなものがあり，病因によって炎症 / 自己免疫性，腫瘍性，薬剤性，中毒性，代謝 / 栄養性，感染性，遺伝性などに分類されます（表1）.

- 診断にあたっては，感覚障害の分布などの臨床所見に加えて，血液検査所見，脳脊髄液検査所見，末梢神経伝導検査所見，および病理学的所見などを併せて総合的に検討する必要があります．
- ニューロパチー以外でもしびれは脳から脊髄に至る中枢神経系の障害によって生じます．脳梗塞や脳出血などよって生じるしびれは病変と反対側の手足に生じるため，責任病巣の推定が比較的容易ですが，脊髄レベルでの病変はニューロパチーと類似したしびれの分布がみられる場合があります．また，頸椎症や腰椎症に伴って神経根の圧迫によってデルマトームに一致した範囲のしびれが生じる場合も多いことを念頭に置く必要があります．

◆ しびれの診察のポイント

- しびれの種類・性状には，

①何もしなくても自発的なジンジン感やぴりぴり感を感じるような異常感覚

②触覚刺激や温度刺激でその感覚以外の感覚を感じるといった錯感覚

③感覚刺激で与えられた感覚以上に強い感覚を感じるといった，感覚過敏

④感覚低下・消失

などがあり，多様です．

- 患者さんが訴える「しびれ」は，各個人によって定義が一定しない，曖昧な表現であることを念頭に置き，より患者さんの感じている状態に近い表現で症状をとらえる必要があります．具体的に「砂利の上を歩いている感じ」「皮が一枚はってあるような感じ」など，患者自身の言葉で示された状態をそのまま記録することが感覚異常の種類や程度を知るうえで重要です．

表2 発症様式に基づいたニューロパチーの分類

1. 急性発症型ニューロパチー
   ギラン・バレー症候群，血管炎性ニューロパチーなど
2. 亜急性発症型ニューロパチー
   慢性炎症性脱髄性多発根ニューロパチー（CIDP），傍腫瘍性ニューロパチーなど
3. 慢性発症型ニューロパチー
   CIDP，Charcot-Marie-Tooth 病，家族性アミロイドポリニューロパチー，糖尿病性ニューロパチーなど
4. 再発性ニューロパチー
   CIDP，遺伝性圧脆弱性ニューロパチー，急性間欠性ポルフィリン症など

表3 障害分布によるニューロパチーの分類

1. 多発ニューロパチー
   ギラン・バレー症候群，慢性炎症性脱髄性多発根ニューロパチー（CIDP），代謝性・栄養欠乏性ニューロパチー，中毒性ニューロパチー，薬剤性ニューロパチー，Charcot-Marie-Tooth 病，家族性アミロイドポリニューロパチーなど
2. 多発性単ニューロパチー
   血管炎性ニューロパチー，多巣性運動ニューロパチー，遺伝性圧脆弱性ニューロパチー，サルコイドーシスなど
3. 単ニューロパチー
   絞扼性・圧迫性ニューロパチー，帯状疱疹など

● 他覚的には触覚・圧覚，痛覚，温冷覚，振動覚，関節位置覚などについて診察を行います．障害の程度を客観的に評価するのは困難なことも多いですが，明らかに正常であると考えられる部分の感覚に対して，相対的に何割程度感じるかを表現してもらうなど，定量的に記載することによって経時的な変化を記録できます．

◆ 末梢のしびれを診断する

● ニューロパチーは発症様式や障害分布から表2, 3のように分類されます．これらの情報や各種の検査所見に加えて，食生活やアルコール多飲の有無などの生活歴や職業歴，家族歴の聴取も重要

です.

- 経過は急性のものから慢性のものまで多様であり，緩徐進行性の経過のために発症時期がはっきりしないこともあります．急性に発症するニューロパチーとしては，血管炎によるニューロパチーやギラン・バレー症候群などが有名です．
- 多発ニューロパチーによる感覚障害は，四肢，特に下肢に対称性に生じ，末梢に行くほど障害が強くなりますが，単ニューロパチーや多発単ニューロパチーでは特定の末梢神経の支配領域に一致した障害分布を呈します．

◆ 中枢のしびれを診断する

- 患者さんが急性に生じた片側上下肢の「しびれ」を訴えた場合，最も考えられるのが脳血管障害です．
- 中枢性のしびれは障害部位によって性状や範囲がさまざまですが，視床での障害によって生じる反対側の手と口周囲に限局した全感覚障害（手口感覚症候群）と，延髄外側の障害によって生じる反対側の体幹・上下肢と障害側の顔面の温痛覚障害（Wallenberg症候群）が有名です．
- 中枢性のしびれを疑った際には脳血管障害を含めた鑑別診断を念頭に，より具体的な，詳しい問診と診察を行います．脳梗塞では一過性脳虚血発作として同様な症状を遠くない過去に経験している場合もありますが，一般的に脳疾患による症状は，血管障害および外傷では突然に生じます．急性炎症や脱髄性疾患では比較的急性に生じ，腫瘍では緩徐に発症，進行性である場合が多いです．
- 患者さんが訴える「しびれ」には，運動麻痺が含まれていることもあるため，しびれの種類を詳細に把握すると同時に，診察においては感覚障害の分布と程度だけでなく，運動麻痺の有無を的確に把握ことが重要です．

表4 末梢性と中枢性の鑑別のポイント

	末梢性	中枢性
しびれの部位	・両下肢 ・両手先（進行例） ・腹部（重症例）	・片側の手足（脳病変） ・両手足（頸髄病変） ・両下肢（胸髄以下の病変）
腱反射	・低下〜消失	・亢進 ・病的反射の出現

◆ 中枢と末梢はどう鑑別する？

● ニューロパチー以外にもしびれは脳や脊髄の障害によって生じる場合もあり，分布や腱反射の所見から病変がどの部位にあるかを推定します（表4）.

● ニューロパチーにおいても単一神経の障害による単ニューロパチーや，複数の神経領域で障害が生じる多発性単ニューロパチーのような左右非対称の障害分布を呈することもあり，注意を要します.

Take Home Message

▶ 四肢のしびれはニューロパチーを含めたさまざまな要因で生じます.

▶ ニューロパチーは発症様式，障害分布，症候などから原因の推測が可能です.

▶ 各種の検査所見に加えて，食生活やアルコール多飲の有無などの生活歴や職業歴や家族歴の聴取も診断に重要です.

▶ 突然発症の片側のしびれでは，脳血管障害を疑って精査を進める必要があります.

15 自律神経失調症とは何だ？

[自律神経障害]

◆ 結論から先に

- 自律神経の異常を意味する用語には，自律神経障害，自律神経異常，自律神経機能障害，自律神経不全，自律神経失調症などがあり，これらの用語は自律神経系に一次的異常があることを想定しています．
- 自律神経失調症は自律神経機能障害による身体症候群という本来の意味から変質し，臨床では精神的な問題を背景とした身体症状を訴える患者さんの診断名に使われることが多いのが現状です．
- 定義が一定しない自律神経失調症という用語を医療者が使うことは避けるべきでしょう．

◆ 自律神経失調症の歴史とは？

- 自律神経失調症の概念の源流はドイツ医学にあります．欧米では1800年代後半から1900年代初頭にかけて自律神経の研究が進み，疾患・症候の病態を内蔵を支配する自律神経の機能障害で説明しようとする潮流が主にドイツ語圏で生まれました．
- 英国の Langley が自律神経系を交感神経系と副交感神経系に分け，2つの神経系の拮抗する関係が指摘されると，臓器障害の病態説明に「交感神経と副交感神経活動の不均衡」という考え方が普及しました．
- 1909年にドイツの Eppinger と Hess は交感神経優位状態と副交感神経優位状態という概念を提唱し，日本でも1940年代に沖中が交感神経緊張症と副交感神経緊張症という用語を用い，そして

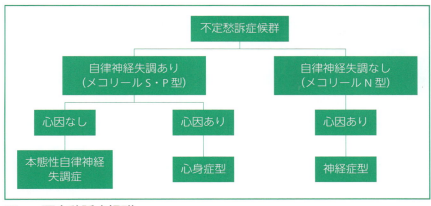

図 1　不定愁訴症候群
阿部[3]による不定愁訴症候群の分類.

　1960年代初頭に阿部が自律神経失調症という概念を提唱したのです．
- 脚気を研究していた阿部は，倦怠感，食欲不振，動悸，息切れ，めまい感，しびれ感などの脚気様症状を訴えるものの脚気や他の器質的疾患を認めない一群を脚気様症候群と暫定的に命名しました．その後，自律神経活動の不均衡が脚気様症候群の原因と考え，自律神経失調症群と呼ぶようになったのです[1]．しかし，阿部は心因が原因の脚気様症候群もあると考え，不定愁訴症候群と名称変更し[2]，そのなかで心因が関与せず，自律神経失調が病態と考えられる一群を本態性自律神経失調症と定義しました（図1）[3,4]．
- その後の著書で阿部は「一般に自律神経失調症という概念は，私のいう不定愁訴症候群と大体同一のものとして理解されることが多い」と述べていて[4]，自律神経失調症の意味はその提唱から短期間で変化したのです．

◆ 本来の自律神経失調症の診断は
具体的にどうするのか？

● 阿部は，不定愁訴症候群は自律神経機能検査で異常のあるものとないものに大別し，自律神経失調を伴わない心因を背景に持つものを神経症型としました．自律神経失調を伴うものは心因を背景に持つものとそうでないものがあり，前者を心身症型，後者を本態性自律神経失調症としたのです（図1）.

● 筒井と中野[4]は，阿倍の自律神経失調症（本態性自律神経失調症）の概念に基づいた診断基準を提唱しました．それによれば，自律神経失調症は全身倦怠感，めまい，頭痛，動悸，胸部圧迫感，下痢などの消長しやすい自律神経性身体的愁訴を訴えるもので，自律神経機能検査で異常を認めるとしています．さらに器質的疾患や神経症を含む精神疾患を除外して診断します．

◆ 本来の自律神経失調症の診断における問題点は？

● 自律神経失調症の診断には自律神経機能検査が必須で，現在はヘッドアップ・ティルト検査が保険承認されていますが，診断に使えるその他の検査は保険承認されていません．また，検査をできる施設は限られます．

● 診断に用いる自律神経機能検査にも問題があります．阿部[3]が自律神経失調症の診断に有用と考えたメコリール試験は，コリン作動薬であるメコリールを筋注投与し，血圧の反応をパターン分類するものです．メコリールの末梢血管拡張作用で血圧が低下すると，反応性に交感神経活動が促進され，血圧は回復します．阿部は血圧が基線より高くなるものをS型（交感神経優位型），基線に復するものをN型（正常型），基線まで戻らないものP型（副交感優位型）とし（図2），血圧曲線の面積（A）を血圧低下量（h）

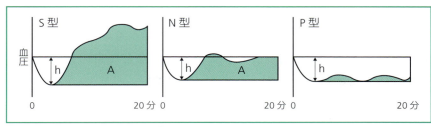

図2　メコリール試験のパターン分類
S（交感神経優位）型（左），N（正常）型（中央），P（副交感神経優位）型（右）．

で除した値を3型を分類する基準としました（P型3.76以上，N型2.09〜3.76，P型2.09未満）[3,5]．

- 阿部の不定愁訴症候群の分類（図1）では，N型が自律神経失調なし，S型とP型が自律神経失調ありと分類されます．しかし，健常者でもS型とP型がみられ，高齢健常者ではP型が7割を超えます[5]．つまり，この検査は，正常と異常を区別するものでなく，これに基づく不定愁訴症候群の分類は根拠に乏しいのです．
- 筒井と中野[5]は，自律神経失調症の診断にメコリール試験以外の自律神経機能検査もあげていますが，根拠のある判定基準が示されていません．

◆ 自律神経失調症と類似の概念は？

- 不定愁訴症候群／自律神経失調症と類似の概念として，medically unexplained syndrome（MUC），身体症状障害，機能性身体症候群，心身症などがあります．
- 不定愁訴症候群でみられる倦怠感，めまい，頭痛，胸部圧迫感，しびれなどの症状は必ずしも自律神経症状と言えず，身体症状とするのが妥当でしょう．つまり不定愁訴症候群は「身体症状を訴えるが説明できる器質的異常を認めないもの」で，国際的に用い

られる MUC に相当します.

- 不定愁訴症候群のうち「自律神経失調を伴うもの」は，MUC，身体症状障害，機能性身体症候群，心身症などで自律神経症状を主な訴えとするものに相当します.

◆ 自律神経失調を診断できるのか？

- 阿部は自律神経失調という用語を「交感神経と副交感神経の活動が不均衡である状態」という意味で用いました（彼は英語表記をvegetative disorder としましたが，autonomic imbalance としたほうが適切でしょう）．しかし，自律神経機能検査で「自律神経失調」を診断するのは困難です.
- 自律神経活動は個人差も大きく，変動もあります．健常者においても交感神経活動と副交感神経活動のバランスはかなり幅があり，カットオフ値の設定が難しいのです．現時点では「自律神経失調」は観念的なものと言えます.
- 症候という観点から MUC から分離・確立されてきた機能性ジスペプシア，過敏性大腸症候群，体位性頻脈症候群などの自律神経症候を呈する機能性身体症候群の疾患概念・診断基準が確立しつつあり，阿部の本態性自律神経失調の概念[3]に代わるものになるかもしれません.

◆ なぜ自律神経失調症の概念が変わったのか？

- 日本では表記の変更がしばしば行われます．たとえば痴呆が認知症，精神分裂病が統合失調症など，英語名は変わらないのに日本語名だけが変更されました．また，心因による身体症状が更年期にみられると更年期障害と診断したりもします.
- 自律神経失調症の概念が提唱された時代，心因による身体症状は

ヒステリーと診断されていました．これに代わるものとして自律神経失調症という用語は重宝だったのでしょう．

● Stigma が宿ると表記を代えるという日本の文化が，「自律神経失調症」という用語が広まった背景にあるのかもしれません．

◆ 具体的にどう対処する？

● 問診，神経診察，自律神経機能検査により，器質性自律神経障害の有無を確認する．

● 自律神経不全に対して，原疾患の治療および対症療法を行う．

● 心理的背景を伴う自律神経症状に対して，精神科的・心療内科的評価・介入を考慮する．

Take Home Message

▶ 自律神経失調症は，臨床で便利な用語として使用され，一般に広まりました．医療者はこれを MUC に相当する用語として使用しますが，一般の人は自律神経の病気と理解することが多いようです．

▶ 「自律神経失調症」と診断され，自律神経機能検査を希望して筆者のクリニックを受診する人をみると，この用語が不要の受診行動を助長しているように感じます．

▶ 時代が変わり，精神疾患・心療内科疾患への stigma も以前ほどではなくなりました．この用語の使用を考え直す時期にきているのかもしれません．

【文献】

1) 佐野　昇. 日内会誌. 1965; **53**: 1442-55
2) 阿部達夫. 日内会誌. 1965; **54**: 989-1006
3) 阿部達夫. 日臨. 1970; **28**: 786-7
4) 筒井末春, 中野弘一. 自律神経失調症. 1986；永井書店：東京
5) 長嶋淑子. メコリール試験. 自律神経機能検査, 日本自律神経学会（編）. 1992；文光堂：東京, p.225-227

16 鼻と眠りからパーキンソン

[パーキンソン病]

◆ 結論から先に

- パーキンソン病は動作緩慢，筋強剛，振戦などの運動機能障害が有名ですが，多彩な非運動症状から発症するといわれています．
- 運動症状が出現したときにはすでに60％程度，中脳黒質ドパミン神経細胞の脱落を認めています．つまり

> 運動障害（パーキンソニズム）が明らかに認められるときにはすでに病気は進行している

ということが窺えます．

- 運動機能障害より前に嗅覚障害，睡眠障害，便秘が出現することがわかってきており，病気の前駆症状として注目されています．便秘は他の病気にも関連することが多いですが，嗅覚低下をきたすような器質疾患がなく，"匂いがしていることがわかっても，何の匂いを嗅いでいるのかを判別できないという嗅覚障害" および "夜寝ていて夢と現実とが区別できなくなるという睡眠障害であるレム睡眠行動異常症" の2つはパーキンソン病に特徴的な症状として知られています．

◆ パーキンソン病と嗅覚障害の関係

- パーキンソン病では嗅覚障害が出現することが知られています．患者さんの剖検脳の検討で，嗅球や嗅神経にリン酸化 α-シヌクレインが凝集していることが報告されています．
- パーキンソン病の患者さんにおける嗅覚の低下は比較的早期から

103

始まることが知られています．特徴として嗅覚が完全になくなるというよりも，匂いがしていることはわかるが，何の匂いなのかがわからないということがあります．ただし，重度になると完全に匂いがわからなくなる患者さんもいます．

- 匂いは接してきた文化的な背景が重要であり（日常生活で普通に嗅いだことがある匂いかどうか），日本人向けに作成された Odor stick identification test for Japanese（OSIT-J）はパーキンソン病の嗅覚障害の評価に良いと報告されています[1]．

- OSIT-J で評価して，重度に嗅覚障害がある患者さんは認知症のリスクに強く関連することが報告されています[1]．嗅覚障害は匂いに反応することが鈍くなるだけではなく，匂いの認知機能障害といえるかもしれません．

◆ パーキンソン病の嗅覚障害は診断に役立つか？

- OSIT-J を用いて嗅覚障害を検討したところ，心臓交感神経の脱落をモニターできる[123]I-MIBG 心筋シンチグラフィーの低下と関連していることがわかりました．また，[123]I-MIBG 心筋シンチグラフィーおよび嗅覚障害と運動症状の重症度とは相関がありませんでした．以上のことから，嗅覚障害と心臓交感神経の脱落は同時に進行している可能性があると考えられています．

- そして，世界運動障害学会から 2015 年に報告された診断基準で，[123]I-MIBG 心筋シンチグラフィーによる交感神経脱落の証明と嗅覚障害はパーキンソン病に特異的な検査として支持的基準に取り上げられています[2]．

- また，パーキンソン病のように見える運動障害がある患者さんが嗅覚障害を認めていない場合は，多系統萎縮症や進行性核上性麻痺などの非典型パーキンソン症候群の可能性があります．つまり，嗅覚障害はパーキンソニズムをきたす患者さんの鑑別診断にも役

に立ちます.

- レビー小体型認知症では重度に嗅覚障害が出るため,診断の参考になることがあります.ただし,アルツハイマー病でも嗅覚障害を認めることがあり,これだけで認知症の診断を決めることは難しいと思います.

◆ パーキンソン病とレム睡眠行動異常症の関係

- レム睡眠期は橋背側にある青斑核およびその周囲の神経核が脊髄の運動ニューロンを抑制するため,眼球は素早く動くものの全身の筋肉は弛緩した状態になります.そのため夢を見ても体が動き出すことはなく,眠った状態を保ちます.
- パーキンソン病の特徴としては黒質ドパミン神経細胞の脱落が有名ですが,実は青斑核も変性脱落することが知られています.そのため,パーキンソン病とレム睡眠行動異常症が関係すると考えられています.
- 男性に多いのですが,若いときからレム睡眠行動異常症のみを認めている人(特発性レム睡眠行動異常症)は,長く経過を見ていると高率にパーキンソン病やレビー小体型認知症になるといわれています.また,発症メカニズムが比較的パーキンソン病に似ている多系統萎縮症を発症する場合もあります[3].
- 寝言が多い人,夢でびっくりしてしまう人ということだけで病気として認識されていないことが多いですが,神経変性疾患に関連した症状であることを知っておく必要があります.

◆ レム睡眠行動異常症は パーキンソン病の診断に役立つのか?

- 先程述べましたが,特発性レム睡眠行動異常症はパーキンソン病

の運動症状が出る前の症状に関連しています．そのためプロドローマル期での診断が可能である症状といえます．

- 近年，世界運動障害学会よりパーキンソン病のプロドローマル期診断基準が報告されました[3]．この診断基準はパーキンソン病のリスクといわれているもの（たとえば嗅覚障害，便秘など）があった場合，どのくらい発症しやすいかを過去の疫学調査より計算していますが，レム睡眠行動異常症が確実にある場合，最もパーキンソン病の発症に関連すると報告しています．

- ただし，レム睡眠行動異常症を正確に診断することは大変です．一晩中，脳波と行動をビデオ観察して，レム睡眠期にきちんと眠れているか，レム睡眠の時に筋肉が動いていないか，行動をしていないかを正確にモニタリングしなければならず，ポリソムノグラフィーによる睡眠時のモニタリングが必要です．

- 正確な診断ではないですが，スクリーニングするために「RBDスクリーニング問診票」という質問紙票を用いることも有用です．この質問紙票は13項目からなり，5点以上でレム睡眠行動異常症の疑いとなり，感度96％，特異度56％で診断をつけることができると報告されています．日本語用にvalidationもされています（RBDSQ-J）[4]．

- 問診で行うには「睡眠中に夢の中の行動を実演している（たとえば，殴る，腕を空中で揺り動かす，あるいは疾走動作）といわれたり，自分自身でそう疑ったりしたことがありますか？」という質問をすることで，ある程度スクリーニングすることができるといわれています．この質問だけで，感度93.8％，特異度83.2％でレム睡眠行動異常症を診断できると報告されています．

◆ パーキンソン病は脳だけの病気じゃない？！

- パーキンソン病の原因タンパクとしてα-シヌクレインが知られて

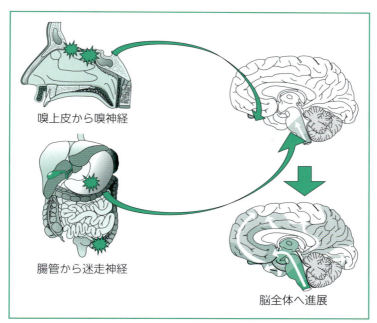

図1 dual-hit 仮説

α-シヌクレインの凝集は嗅上皮や腸管から始まり，それが神経回路を伝い上行し脳幹から徐々に大脳皮質へ病気が広がっていきます．鼻から，腸から病気が始まるという dual-hit 仮説が考えられています．

［文献5より作成］

います．このタンパクは凝集しやすいといわれていますが，パーキンソン病の脳病理で特徴とされているレビー小体の主な構成タンパクです．そのためα-シヌクレインの凝集が発症に重要であると考えられています．

- パーキンソン病を発症する以前から胃や腸にはすでにα-シヌクレインの凝集体が沈着することが知られていますし，嗅球にも早期から沈着していることが明らかになっています．
- 胃や腸に沈着したα-シヌクレインは迷走神経を伝って，脳幹の迷走神経背側核へ広がり，その後脳幹から大脳へ上行し，また，嗅球に沈着したものは扁桃体へ広がると考えられています（dual-hit 仮説；図1）[5]．

● そのため，嗅球，自律神経，脳幹の睡眠に関わる中枢は中脳黒質神経細胞より先に障害されるため，運動症状が表に出る前に，嗅覚障害，便秘，睡眠障害が出現すると考えられています．

◆ 具体的にどうするか？

● 「パーキンソン病診療ガイドライン2018」[6] では，嗅覚障害の診断精度について「嗅覚低下はパーキンソン病患者の90％に認められ，他のパーキンソン症候群および正常対照と鑑別する感度は高く特異度も良好である」と記載されています．また，レム睡眠行動異常症については「パーキンソニズムを呈する患者にレム睡眠行動異常症（RBD）が認められた場合，パーキンソン病の可能性が高い．ただし特異度は高いが，パーキンソン病におけるRBDの頻度は30〜50％程度であり，感度は低い」と記載されています．

● 嗅覚障害により味がよくわからないと訴える患者さんもいますので，治療できれば良いのですが，神経変性による症状なので治療法はありません．しかし，嗅覚障害は認知機能障害のリスクと考え，重度の嗅覚障害を持つ患者さんには認知機能障害の発症や進行に注意を促すほうがよいかもしれません．運動をすることや他人と交流することなどの生活指導を行うことで，認知機能障害を抑制することが期待できます．

● レム睡眠行動異常症の治療についてエビデンスレベルの高いものはありませんが，クロナゼパム，コリンエステラーゼ阻害薬であるリバスチグミン，メマンチンが有効である可能性があります．

Take Home Message

▶ パーキンソン病は単純な脳の病気というだけではなく，全身の自律神経を含む全身脳神経病です．
▶ パーキンソン病は運動症状が前景に認められる疾患であるが，認知機能障害，自律神経機能障害といった多彩な非運動症状が出現します．
▶ 非運動症状のなかで，嗅覚障害，睡眠障害，便秘などは運動症状が発症する前から認められます．
▶ レム睡眠行動異常症が正確に診断された場合，パーキンソン病の発症前症状である可能性が高いです．

【文献】
1) Baba T et al. Brain. 2012; **135**: 161-9
2) Postuma RB et al. Mov Disord. 2015; **30**: 1591-601
3) Berg D et al. Mov Disord. 2015; **30**: 1600-11
4) Miyamoto T et al. Sleep Med. 2009; **10**: 1151-4
5) Braak H et al. Neurobiol Aging. 2003; **24**: 197-211
6) 「パーキンソン病診療ガイドライン」作成委員会（編），日本神経学会（監修）．パーキンソン病診療ガイドライン 2018：2018；医学書院：東京

17 とりあえず L-ドパ製剤だけど

[パーキンソン病]

◆ 結論から先に

● 今も昔もパーキンソン病治療は L-ドパがゴールドスタンダードです.

● L-ドパ治療の問題点はウェアリング・オフ, ジスキネジアなどの運動合併症を生じ易いことです. これを避ける目的で,「パーキンソン病治療ガイドライン2002」ではドパミンアゴニストによる治療開始が推奨されました.

● しかし, ドパミンアゴニストにも消化器症状, 下腿浮腫, 姿勢異常, 過眠・突発的睡眠, 衝動制御障害, 幻覚・妄想などを生じる短所があります.

● たとえ運動合併症を生じても, QOL を改善する効果は L-ドパが勝ります. また, 運動合併症を改善する治療手段が増えました.

● これらを踏まえ,「パーキンソン病診療ガイドライン2018」では生活に支障があれば L-ドパからの選択が提案されています.

◆ 具体的に L-ドパで治療を開始する要件は？

● 「パーキンソン病診療ガイドライン2018」[1] の早期治療アルゴリズム (図1) によると以下の3つです.
　① パーキンソン病と診断されて患者が治療を希望している.
　② 精神症状発現のリスクが高い.
　③ Hoehn-Yahr 3度以上, 転倒リスクがあるなど当面の症状改善を優先させる特別な事情がある.

● ①に加え, ②または③の場合に L-ドパを選びます. ②か③でな

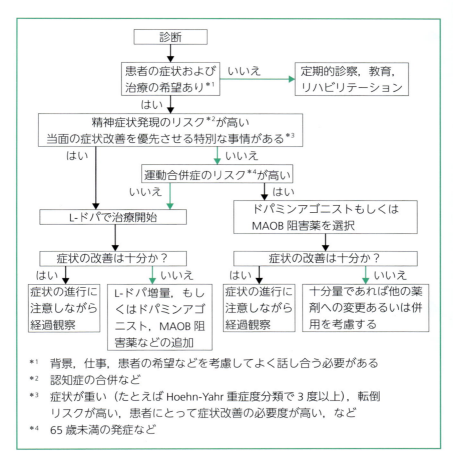

図 1　早期パーキンソン病治療のアルゴリズム

[パーキンソン病診療ガイドライン 2018，p.107 より許諾を得て転載]

い場合，運動合併症のリスクが高ければドパミンアゴニストかモノアミン酸化酵素 B（MAO-B）阻害薬を選びます．運動合併症のリスクが低ければ L-ドパを選びます．
- 選択時には患者さんの希望，仕事，副作用，運転の必要性，経済的要因なども考慮し，患者さんとよく話し合うことが大切です．

◆ まず，L-ドパ，ドパミンアゴニストの長所と短所を学ぶ

- L-ドパはドパミンアゴニストよりも効果が高く，副作用が少なく，安価であることが長所といえます．一方，短所としてはウェアリング・オフやジスキネジアなどの運動合併症を生じやすいことがあげられます．
- ドパミンアゴニストは一般に長半減期であり，運動合併症を生じにくい長所があります．一方，短所としては消化管症状，下腿浮腫，日中過眠，突発的睡眠，衝動制御障害，幻覚・妄想などの副作用があります．

◆ 選択のポイントとなる「運動合併症」

a 頻度と危険因子

- 運動合併症の頻度に関しては，順天堂大学の検討[2]によると，発症10年でウェアリング・オフが59.4%（男性49.6，女性67.1），ジスキネジアが35.1%（男性27.9，女性41.1）にみられたことが報告されています．
- 運動合併症発現の危険因子については，STRIDE-PD試験のサブ解析結果[3]から，以下のように報告されています．
- ジスキネジアの危険因子は①若年発症，②L-ドパ使用量（エンタカポンとの併用で400 mg/日以上か4 mg/kg以上の服用者），③地域性（北米在住と欧州在住の比較で北米在住者），④低体重，⑤L-ドパ/脱炭酸酵素阻害薬（DCI）/エンタカポン合剤とL-ドパ/DCIでは前者，⑥女性，⑦重症者（投与開始時の生活機能障害が強い；UPDRS Part Ⅱ）です．
- オフの危険因子は①若年発症，②生活機能障害（UPDRS Part Ⅱ）が強い，③北米在住，④L-ドパ投与量，⑤女性，⑦重症者（運

動障害が強い；UPDRS Part Ⅲ）です.

● わが国での検討では，以下があげられています[4].

> ＜わが国におけるウェアリング・オフの危険因子＞
> ▪ 女性，若年発症，罹病期間，抗パーキンソン病（抗パ）薬
>   投与期間，レボドパ投与量，COMT（カテコール-O-メチル
>   基転移酵素）阻害薬投与

b 発現する仕組みは何か？

● 運動合併症の発現機序は，①シナプス前の問題としてドパミン
  ニューロンの変性脱落，②シナプス後の問題としてドパミン受容
  体の感受性亢進，があげられます.

● 受容体感受性亢進の要因は，①ドパミンの枯渇，②受容体の間欠
  的な過剰刺激，③可塑性に富んだ若い脳，になります.

c 運動合併症の治療方針は？

● ニューロンの変性，脱落は防ぐことができず，治療対象となりま
  せん.

● 受容体感受性亢進を予防，改善するには，ドパミン受容体に強い
  間欠的刺激を加えず，ドパミン受容体をマイルドに持続刺激する
  （continuous dopaminergic stimulation：CDS）のがポイントです.

● CDS を達成するには，半減期の長いドパミンアゴニスト，特に
  徐放性製剤や貼付剤が利用できます. また，L-ドパ持続注腸療法
  の効果も証明されています.

● ジスキネジア改善にアマンタジンの有効例があります.

● 適応があれば，脳神経外科的手術も有用です.

◆ なぜ考え方が変わったか？

● 2002 年のパーキンソン病治療ガイドラインでは治療開始時にド
  パミンアゴニストの選択が推奨されていましたが，2018 年のパー

キンソン病診療ガイドラインではL-ドパからの使用が提案され
ています.

- 当初，ドパミンアゴニストが推奨されたのは，各種ドパミンアゴ
ニストの臨床試験で，L-ドパよりもドパミンアゴニストのほうが
運動合併症を生じにくいことが報告されたことや，実験室での研
究結果から，L-ドパによる神経細胞死や病態進行促進が危惧され
たことが影響しているといえます.
- しかしその後，臨床的にはL-ドパによる病態の進行促進は確認
されず，むしろ症状を十分改善すると進行が緩徐となる可能性が
示唆されました[5].
- また，徐放性製剤や補助薬の開発，アマンタジンによるジスキネ
ジア改善効果の確認，脳神経外科的手術の進歩などにより，運動
合併症を軽減させる選択肢が増え，考え方が変わりました.

◆ この臨床試験がブレークスルー

- ELLDOPA試験[5]：L-ドパ投与群はプラセボ群よりも運動障害が
有意に改善し，その効果は断薬後も持続しました．すなわちL-
ドパ投与で運動障害を改善させておくと，よい状態がより長く続
くことが示唆されました.
- ガーナとイタリアで抗パ薬使用を比較した研究[6]：イタリアのほ
うが発症から治療開始までの期間が短いのに，運動合併症出現時
期は両国間で差がありません．L-ドパ使用開始を遅らせても運動
合併症は予防できないのです.
- PD-MED試験[7]：L-ドパ，MAO-B阻害薬，ドパミンアゴニスト
で治療を開始した場合の運動症状改善，運動合併症出現，QOL
改善効果が7年に渡って検討されました．その結果，L-ドパ投与
群ではドパミンアゴニスト，MAO-B阻害薬投与群よりも運動障
害改善効果が良く，一方でジスキネジアはより高頻度でした．し

かし，運動合併症があっても，L-ドパ投与群のほうが QOL は良いことが示されました．

◆ 個人的な経験で言えば

- 日常臨床では L-ドパで運動合併症を生じても，患者さんは生活に支障がないどころか，よりよい満足感が得られるのを経験します．
- ドパミンアゴニスト好適症例でも突発的睡眠が起こる危険のため，運転が必要な患者さんには処方できません（非麦角系アゴニスト）．
- 患者さんの年齢，仕事の有無，内容，必要とされる運動能力など，さまざまな生活上の必要に準拠して柔軟に治療薬を選択するのがよいと思います．
- 筆者は L-ドパでの治療開始が多く，運動合併症が問題となりそうな場合は L-ドパの欠点を補完する目的で早期からドパミンアゴニストを追加する早期併用療法を実践しています．

◆ こんな患者さんがいました

症　例

　右手のこわばりで発症し，当初は L-ドパ/DCI 1 日 150 mg が奏効するも 11 年経過し，L-ドパの効果が減少して受診した 50 歳のパーキンソン病患者さんがいました．ドパミンアゴニストは過眠・幻覚・妄想を生じ，継続できません．運動緩慢，筋強剛，静止時振戦，すくみがみられ，Yahr 2 度でした．

　L-ドパ/DCI では diphasic dystonia を生じるため，L-ドパによる CDS を計画．血中濃度の上昇が遅い L-ドパ単剤（最終 1

日 2,100 mg, 3分服) をあえて使用, アマンタジン, トリエキシフェニジルを併用しました. これにより運動障害は軽減しました. その後, L-ドパ/DCI/エンタカポン50 mg製剤3回投与に切り替え, 54歳時, ウェアリング・オフが顕著となったため, L-ドパ持続注腸療法を施行, 現在は自立した生活が送れています.

L-ドパ/DCIでジストニア, ドパミンアゴニストで過眠や幻覚・妄想を生じるコントロール困難例ですが, L-ドパによるCDSを工夫することで, 運動合併症が緩和できた例と考えます.

Take Home Message

▶ L-ドパの使用をためらう必要はありません.

▶ 運動合併症発現リスクの高い場合はドパミンアゴニストかMAO-B阻害薬を優先します.

▶ L-ドパで治療を開始した場合も, 運動合併症発現リスクがあれば早期にドパミンアゴニストを組み合わせます.

▶ CDSを意識すると治療が組み立てやすいでしょう.

▶ 患者さんのよきQOLを念頭に治療を選択することが重要です.

【文献】
1) 「パーキンソン病診療ガイドライン」作成委員会 (編), 日本神経学会 (監修). パーキンソン病診療ガイドライン2018. 2018;東京:医学書院
2) Sato K et al. Mov Disord. 2006; **21**: 1384-95
3) Olanow WC et al. Mov Disord. 2013; **28**: 1064-71
4) Ouma S et al. Intern Med. 2017; **56**: 1961-6
5) Fahn S et al. N Engl J Med. 2004; **351**: 2498-508
6) Cilia R et al. Brain. 2014; **137** (Pt 10): 2731-42
7) PD Med Collaborative Group et al. Lancet. 2014; **384** (9949): 1196-205

18 脳深部刺激療法で よくなる人，効かない人

[パーキンソン病]

◆ 結論から先に

- 脳深部刺激療法（deep brain stimulation：DBS）が有効なのは，原則として運動症状，しかも L-ドパに反応する運動症状に有効です．自律神経症状や精神症状，認知症状には基本的には効きません．
- DBS は，口まわりの症状（小声，構語障害，嚥下障害）には原則として効きません．
- DBS によって，歩行・姿勢障害は，いったんはよくなりますが，数年すると再度増悪する傾向にあります．いったん増悪すると，DBS でのコントロールは困難となります．一般に，歩行・姿勢障害は，口まわりの症状と一括して，「体軸症状」と呼ばれていますが，このように，口まわりの症状と歩行・姿勢障害では，明らかに異なる経過をとります．
- 「体軸症状」の再度増悪が起こったとしても，それで DBS の効果がすべて無効となるわけではありません．振戦，固縮，日内変動，そして上肢の寡動に対しては，その後も長く有効です．
- DBS の最もよい適応は，運動症状の日内変動があり，on 時にジスキネジアの出ている患者さんです．特に off 症状の改善に有用です．

◆ DBS はどんな症状に効果があると一般的に 言われているか？

- DBS と一言で言っても，その刺激部位によって，効果のある症

117

表1　パーキンソン病による症状への各DBSの効果

	振戦	固縮	無動	歩行・姿勢障害	言語障害，嚥下障害	ジスキネジア	減薬効果
視床下核（STN）に対するDBS	◎	◎	◎	○	×	◎　＊	◎
淡蒼球内節（Gpi）に対するDBS	○	◎	◎	○	×	◎	△
視床中間腹側核（Vim）に対するDBS	◎	○	○	△	×	○	△
下視床部（PSA）に対するDBS	◎	○	○	△	×	○	△

◎：強い効果あり
○：効果あり
△：あまり効果が期待できない
×：効果がない
＊：減薬により効果が出現

状が異なります．
● 表1にDBSの刺激部位と，一般的に効果があると言われている症状をまとめました．

◆ そもそもなぜDBSは効果があるのか？

● パーキンソン病では，ドパミンが出なくなる結果，脳内のCSTCループ回路[1]がうまく回らなくなり，視床下核（subthalamic nucleus：STN）と淡蒼球内節（globus pallidus interna：GPi）が異常に興奮してしまう状態となっています（「12. 麻痺がないのに動けない［パーキンソン病］」の解説および図2を参照）．

● ちなみに，この基底核運動回路を自動車でたとえると，直接路がアクセル，間接路がサイドブレーキに当たるとされています．パーキンソン病の状態をこのたとえで考えると，サイドブレーキが引かれ，アクセルが踏み込めない状態になっているわけです．L-ドパを内服すると，再度この回路が回り，パーキンソン症状が改善

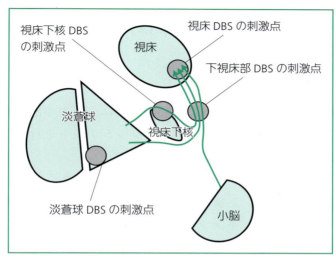

図1　振戦に関する神経ループ回路

します．
- DBSでは，過剰に興奮しているSTNやGPiに電極を設置して，高頻度刺激（100 Hz以上の刺激）をすることでこれらの神経核の過剰興奮を抑制し，ドパミンを使わずにCSTCループ回路が回るようにしているわけです．
- この回路によって，パーキンソン病の固縮や寡動に対する，STN，GPiの修飾については説明がつきますが，振戦とそれに対する視床中間腹側（Vim）核などの修飾に対してはうまく説明ができません．
- 振戦に関係する基底核の回路を簡略化したものを図1に示します[2]．色線が振戦に関係する神経線維です．これを見ると，視床Vim核，下視床部（PSA）が振戦に大変に有効で，STNも振戦に有効なのですが，GPiが振戦に対する効果が弱い理由がわかります．

◆ L-ドパが効かない症状には，現行の DBS は原則として効かない

- 上記の回路を頭に浮かべていただくと，臨床上，適応を決めるうえで便利です．DeLong の CSTC ループは，基本の部分がドパミン回路です．そのため，L-ドパチャレンジテストを行うと，術前に DBS が有効かどうかを判定できます[3]．

- L-ドパチャレンジテストとは，L-ドパのやや多めの 1 回投与によって，パーキンソン病の運動症状などの改善程度をみるテストです．前もってパーキンソン病薬を off にしておき，経口では L-ドパ 250 mg 相当の合剤を使用することが多く，筆者は，L-ドパ静注薬 50 mg を 1 回投与し，その前後で運動症状の変化を見ています．

- これの例外は，振戦に対する視床 Vim-DBS です．視床 Vim-DBS は，振戦のループ回路を修飾して振戦を止めますが，寡動・固縮に関与する DeLong の CSTC ループ回路で，STN，GPi に関連する 2 つの興奮ループの抑制はしていません．そのため寡動，固縮の改善率が悪いことがわかります．

- また，DeLong の CSTC ループ回路の直接路と間接路に関して，STN-DBS はこの両者に作用しますので，サイドブレーキが外れ，アクセルが踏み込まれた状態となります．これに対し，GPi-DBS は，直接路のみの修飾で，いってみればサイドブレーキは外さないで，アクセルを踏み込んだ状態となります．この差が，GPi-DBS と違って，STN-DBS では刺激によってジスキネジアが出現することにつながっていると考えられています．

- 歩行・姿勢障害，言語障害，嚥下障害は L-ドパ反応性の症状でないため，STN，GPi-DBS が基本的には効かないと考えられています．

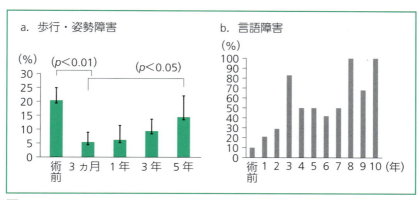

図2
a：STN-DBS を受け，5年以上経過した自験例（n = 26）の歩行・姿勢に対する UPDRS サブセットの有効性．術後スコアはいったん大幅に改善しますが，5年経過すると，術後3ヵ月のものと比較し，統計的有意な再増悪が認められます．
b：STN-DBS を施行した自験例（n = 138）での術前，術後各年度での言語障害の出現率．DBS 以外の治療のコントロールにより，年度で多少のばらつきはあるものの，術前から比較すると右肩上りで，改善した様子が認められません．

◆ 同じ「体軸症状」でも歩行・姿勢障害と口まわりの症状ではDBSの反応は異なる

- 歩行・姿勢障害と，言語障害や嚥下障害を一括して「体軸症状（axial symtoms）」と呼びます．よく，ともにDBSが効かない症状としてあげられますが，実際は，歩行・姿勢障害と言語・嚥下障害では，DBS術後の経過はかなり異なります．
- DBS術後の経過観察報告は，5年を超え，最近10年間のものも報告され，歩行姿勢障害についてはメタ解析も出ていますが，歩行姿勢障害については，いったん改善が認められるものの，その後約5年ほどで再度増悪することが示されています[4]．図2に筆者らのデータを示します．STN-DBS後5年以上経過観察した患者さんで，歩行・姿勢障害に対する Unified Parkinson Disease Rating Scale（UPDRS）のサブセット（図2a）では，術後統計的有意な改善が認められていますが，術直後と5年後では有意に

再度増悪が認められます．歩行姿勢障害がいったん改善するのは，おそらく歩行姿勢障害を修飾していた下肢の固縮，寡動が改善した結果であり，その後，本来のパーキンソン病特有の歩行姿勢障害が出現してくるものと思われます．

● これに対し，自験例の言語障害の発現率（図 2b）は，一方的に右肩上がりで，改善した様子が全くありません．口まわりの症状に関しては，自験例 167 名中改善したのは 3 名だけで（3 名もいたとの見方もできますが），そのうちの 1 名は，抗パーキンソン病薬を減量して吃音が改善した患者さんでした．L-ドパ反応性でないことに加え，左右同じ部位を修飾することによって仮性球麻痺症状を呈する例が存在することも関連し，改善が得られないものと思われます．

● 術前の L-ドパチャレンジテストにより，これらの症状に対する有効性もある程度予測することができます．

Take Home Message

▶ DBS が有効なのは，原則，運動症状のみで，振戦を除き，L-ドパ反応性のパーキンソン症状に有効です．

▶ 判断に迷ったときは，L-ドパチャレンジテストをしてください．

【文献】
1） Delong MR. Trends Neurosci. 1990; **13**: 281-5
2） Duval C et al. Neurobiol Dis. 2016; **85**: 49-59
3） Lang AE et al. Mov Disord. 2006; supple **14**: S171-96
4） Castrioto A et al. Arch Neurol. 2011; **68**: 1550-6

19 線は引きにくい —どこから認知症？

[認知症]

◆ 結論から先に

- その人の本来の生活に支障があり，その原因が不可逆的な脳病変による認知機能の低下であれば，認知症と考えます．
- 「その人の本来の生活」は一人一人異なり，認知症か否かを分ける絶対的な基準は存在しませんが，実臨床上，基本的な日常生活動作が自立していなければ認知症と考えます．

◆ 症状・徴候のどこから認知症と診断しているか？

a 診察室で

- その人が認知症かどうかは受診時の様子で判断できます（表1）．患者さんへの質問は open-ended question を多用し，患者さんに大いに語って頂くと，取り繕いにだまされず，容易に認知機能低下に気付くことができます．
- 家族への問診では，家族が患者さん本人のことを認知症ではないかと心配している場合は「ご本人のどういう言動から認知症を疑いましたか？」と聞きます．受診を思い立ったエピソードに関して，その情景がありありと目に浮かぶように聴取することが正しい診断に大切です．家族歴，既往歴，職歴，家族構成などを含めて，どのように暮らしてきた方なのかも聞きます．
- なお診察では，家族抜き，あるいは患者さん本人抜きの時間を設け，それぞれの尊厳に配慮しましょう．また家族の語る本人の姿は，患者さん本人と家族との関係性を知り，診療や介護の計画を考える際の重要な情報になります．

123

表1　診察時に認知症を疑う症状・症候

- 受診予約を忘れる
- 問診に対して，来院に至った経過や普段の生活状況を克明に（5W1Hで）説明できない
- 健康状態への質問に対して，「いつもと一緒です」など当たり障りない回答に始終する
- 診察開始時の話題を診察終了時に忘れている
- 「次の受診時には残薬数を数えてきて下さい」「血圧手帳を記録してきて下さい」といった指導内容を忘れている
- 診察で注目する点：病識の有無，歩行の状態，パーキンソン症状の有無，手指の分離運動や「おいでおいで」といったジェスチャーができるか，診察終了時に速やかに出口へ向かえるか

表2　主な認知機能と日常生活動作

種　類	障害されて生じる主な症状
全般性注意	注目すべき対象に注意を向けられない，注意を維持できない
遂行機能	一連の作業を段取りよく進められない，逐一指示を要する
記　憶	覚えられない，思い出せない
言　語	読んだり聞いたりした言葉が理解できない，誤解にも気付かない，話したり書いたりの表現ができない
計　算	計算できない，数の概念が分からない
視空間認知	見た物の形や立体感がつかめない，模写ができない，自分や周囲の位置関係が分からない，道に迷う
行　為	失行，食器や文房具など身近な道具を使えない
社会的認知	他者の考えや行動の意図を理解したり反応したりができない，比喩を理解できない

一般的な日常生活動作：排泄，食事，着替え，身繕い，起居動作，入浴，電話使用，買物，食事の支度，家事，洗濯，移動と外出，服薬管理，金銭管理など．

b 認知機能の評価ポイント

- そもそも認知機能とは自分の置かれている状況への適切な対応を考える機能全般を指します．診察では表2にあるような認知機能と日常生活動作が保たれているかを確認します．

- 認知機能が多少衰えているけれども日常生活に支障を生じていない状態は軽度認知障害（mild cognitive impairment: MCI）と呼ばれ，1年ごとに5～15％が認知症に移行するとされます．

c 認知症の症状からみきわめる

- 認知症の症状は，

> ①脳病変による中核症状
> ②体調や環境の影響のために脳病変とは直接関係なく生じる周辺症状あるいは行動と心理の症状（behavioral and psychological symptoms of dementia: BPSD）

に分けられます．

- 具体的には，アルツハイマー型認知症であれば側頭葉や頭頂部に病変があり，物忘れや方向感覚の不良が特徴的です．これらを「アルツハイマー型認知症の中核症状」と呼びます．中核症状は病型によって異なり，病期によっても変化します．

- 一方，物忘れのために自分でしまった財布を見つけられない場合，所在を尋ねられた家族が冷たく接したり，発見した財布をタイミング悪く本人に戻したりすると，本人が「家族が隠した（盗んだ）」と誤解（＝妄想）し，家族との関係が悪化するかも知れません．また，方向感覚の不良のために，トイレはどちらへ行ったらよいかわからずうろうろして，周囲から「意味もなく動き回っている（＝徘徊）」と思われたり，結果として失禁したりするかも知れません．これら「妄想」「家族関係の悪化」「徘徊」あるいは「失禁」はBPSDになります．

- BPSDは周囲の対応によって悪化したり改善したりします．捜し物であれば一緒に探す，それとなく誘導して本人に発見させる，失禁であればトイレが一目でわかるように表示したり扉を開けておいたり，といった対策が有効なことがあります．つまり**BPSDは治療やケアのメインターゲット**と言えます．

d 脳の老化が問題なのか

- 脳の老化は認知機能低下の原因になりますが，残っている機能の活用によって日常生活を送れていれば正常範囲です．しかし生活上の問題が発生したときに，問題を認識できない（病識の欠如），解決策を立てられない，となると認知症です．
- 老化では認知機能は筋力や内臓の機能とバランスを保って低下していますが，認知症では認知機能が他の機能に比べてアンバランスに低下しているという違いがあります．
- 認知症を疑うポイントは，これまでの生活と比べて，老化では説明のつかない速度で認知機能や日常生活自立度が低下しているという「変化度」です．

◆ 認知症と診断するときの鑑別診断のポイント

- 診断は

> 認知症なのか
> 認知機能低下の原因は何か

の2軸で進めます．
- 具体的には，認知症に似た症状を呈する病態の除外と，治療可能な認知機能障害の鑑別がポイントです．代表的な鑑別診断と必須の検査を表3にまとめました．
- 認知症だった場合は，中核症状のパターンなどによって認知症の病型（臨床病型）を判断します．一般診療で遭遇する患者さんの大多数が，アルツハイマー型認知症，血管性認知症，レビー小体型認知症，前頭側頭型認知症，あるいはこれらの混在型のいずれかです．
- 鑑別に悩む場合は脳血流シンチグラフィーや脳脊髄液検査なども行いますが，多くの場合結果は参考の1つにしかなりません．考

表3　認知症の鑑別

- ●認知症と紛らわしいもの
  - 発達障害，人格障害，うつ病などの精神疾患，代謝性疾患やてんかんなどによる意識障害，薬物の影響　など
- ●認知症を生じる代表的な原因
  - 緩徐進行性の経過から診断可能：中枢神経変性疾患の多く
    アルツハイマー型認知症，レビー小体型認知症，前頭側頭型認知症，運動ニューロン病，進行性核上性麻痺，大脳皮質基底核変性症，嗜銀顆粒性認知症，神経原線維変化型老年期認知症　など
  - 頭部画像から診断可能
    脳血管障害，脳腫瘍，脳外傷，水頭症，脱髄性疾患，プリオン病　など
  - 急性あるいは亜急性の進行から診断可能
    結核や梅毒，プリオン病などの神経感染症や代謝性疾患の多く
- ●推奨される検査
  - 頭部 MRI，脳波，血清 Ca，甲状腺機能，血中アンモニア　など

えなしの網羅的な検査は厳に慎みましょう.

- ●数年の経過で中核症状が変化し，別の病型に変化することもありますので，過去の診断にこだわらず，目の前の患者さんの状態に対応する柔軟さも大切です.
- ●なお，家族が何と言おうと診察で正常であれば認知症とは診断しません. 個人的経験では，患者さん本人の利害関係者が患者さんを認知症に仕立て上げようとするケースもありますので，細心の注意を払いましょう.

◆ 私の行っている認知機能検査・心理検査

- ●普段行っている検査は比較的簡単なものです（**表4**）. 認知症の状態にあるか否かの最も一般的な検査が HDS-R と MMSE です.
- ●失点のパターンは認知症の病型分類の参考になります.
- ●患者さんが乗り気でない場合は無理強いしません. 視力低下や難聴に配慮し，静かで落ち着いた雰囲気の検査室で，マスクを外して行います.

表4　主な認知機能検査・心理検査

●全般的な認知機能の把握
 ・長谷川式認知機能検査改訂版（HDS-R）
 ・ミニメンタルステート試験（MMSE）
 ・モントリオール認知アセスメント日本語版（MoCA-J）
●記銘力の把握
 ・リバーミード行動記憶検査
●前頭葉機能の把握
 ・（簡易）前頭葉機能検査（FAB）
●視空間認知機能の把握
 ・時計描画テスト

● 検査結果が高得点であっても数ヵ月ごとの再検査で点数が漸減する場合はなるべく早めに専門医へ紹介してください．治療開始の遅延は患者さんが自立性を発揮できる大切な期間を奪ってしまう恐れがあります．

● かかりつけ医と専門医との関係がうまく行くと患者さんの経過が良好になる傾向がありますので，医師間での連携を密にします．

Take Home Message

▶ 認知症の診断は，その人がその人なりの日常生活を送れているかで判断します．
▶ 最も大切なのは問診であり，特に初期の認知症の診断は検査結果からでは困難です．

【文献】
 1）日本神経学会（監修），「認知症疾患診療ガイドライン」作成委員会（編）．認知症疾患診療ガイドライン 2017．2017；医学書院：東京

20 アルツハイマー病患者は がんにならない，は本当？

[アルツハイマー病]

◆ 結論から先に

- アルツハイマー病とがんの発症には有意な逆相関が報告されています．
- アルツハイマー病の患者さんはがんになるリスクが40％低下します．がんの既往がある患者さんや観察期間中にがんを発症した患者さんは，アルツハイマー病になるリスクが15％低下します．
- アルツハイマー病以外の認知症とがんとの関連はないようです．

◆ アルツハイマー病とがんには関係があるのか？

- 神経細胞死を示す"アルツハイマー病"と制御不能の腫瘍細胞増殖を示す"がん"は，全く逆の生物学的過程を示す疾患です．
- 最近10年間の報告を基にしたメタ解析の結果，以下のことがわかりました．
- アルツハイマー病とがんの関係について，

> ①アルツハイマー病の患者さんががんを発症するリスクは，同年代の健常人と比べて40％減少します（図1）.
> ②がんの既往のある患者さんがアルツハイマー病を発症するリスクは，同年代の健常人と比べ，15％減少します（図2）.

- アルツハイマー病の発症リスクをがんの種類別に検討すると，

①有意な逆相関がみられたものは，胃がん（18％減少），腎臓がん（20％減少），血液悪性腫瘍（26％減少），膵がん（37％減少）でした．
②有意な関連がみられなかったものは，前立腺がん，皮膚がん，尿路がん，大腸がん，食道がん，肺がんでした．

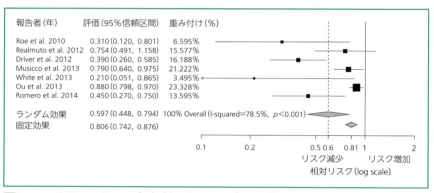

図1　アルツハイマー病患者におけるがん発症のリスク

［文献1より引用］

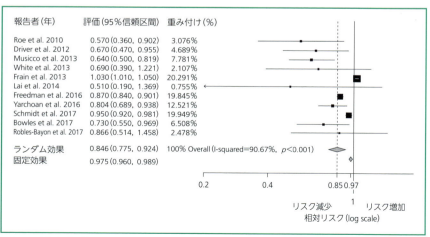

図2　がん患者におけるアルツハイマー病発症のリスク

［文献1より引用］

◆ なぜ，両疾患の間に双方向性の逆相関があるのか？

- 両疾患が共有する遺伝子および生物学的経路上のシグナル伝達が，制御不能の細胞増殖によるがん発症およびアポトーシス（細胞死）による神経変性の両者に関与すると考えられています．
- 代表的なものとして，
  - ①がん抑制遺伝子の *p53* は，①アポトーシス誘導による細胞のがん化抑制，②認知症患者の神経変性促進に関与しています．多くのがんでは p53 タンパクの不活化が起こっていますが，これは神経変性に対して抑制的に作用します．
  - ② Pin1 タンパクは，①細胞周期の調節，②タンパク質の折り畳みに関与しています．*Pin1* 遺伝子のプロモーター領域の 1 塩基多型による Pin1 発現の阻害は，がんのリスクを減少させ，アルツハイマー病のリスクを増加させることが示されています．実際，アルツハイマー病の脳内では Pin1 の機能が低下し，多くのがんでは Pin1 が過剰発現しています．
- がん患者さんは，その闘病過程において，運動や栄養に気を使うようになるので，脳へもよい影響を与えるのであろうという説もあります．

◆ この逆相関は本当なのか？

a "アルツハイマー病はがんのリスクを減少します"

＜疑問です＞

- 認知症が重度の場合，患者さんががんの症状を訴えられない，検査に同意できない，といった可能性があります．また医師も患者さんに対して十分な検査を行わないなど，がんの過小診断が懸念されます．以下の点は，この考えを裏付けます．
- アルツハイマー病患者さんががんを発症するリスクの減少（40％）

が，がん患者さんがアルツハイマー病を発症するリスクの減少（15％）よりも大きくなっています.

- Framingham Heart Study では，認知症のある患者さんはない患者さんよりも，スクリーニング検査によるがんの発見が少ない傾向がありました.

＜本当です＞

- 原爆の被爆者を対象に行われた研究では，アルツハイマー病の患者さんは，認知症がない患者さんに比べ，がんのリスクが70％減少していました. 一方，血管性認知症の患者さんでは，がんのリスクが4倍高くなっており，がんのリスク減少にはアルツハイマー病の神経変性過程が関与していることが考えられます.
- がんのリスクはパーキンソン病でも減少します. この点からも，神経変性とがんの発症には関連があり，細胞の生存と死を制御するシグナル経路の関与を疑わせます.

b **"がんはアルツハイマー病のリスクを減少します"**

＜疑問です＞

- がんのためにアルツハイマー病発症前に亡くなってしまうことや，命に関わるがん患者さんではアルツハイマー病診断への関心が薄くなることが，見かけ上のリスク減少を招いているかもしれません. これは，65歳以下のがん患者さん（おそらくアルツハイマー病診断への関心が高い）では，アルツハイマー病発症リスクが減少しないことからも支持されます.

＜本当です＞

- Framingham Heart Study において，80歳以上まで生存したがん患者さんのみを対象にしてもアルツハイマー病のリスクは相変わらず低かったこと，そしてアルツハイマー病の代わりに脳卒中を転帰に検討すると脳卒中のリスクは増加したことが報告されています. これらは，アルツハイマー病の発症リスク低下が，がんによる生存率低下ではなく，がん自体によるものであることを示唆

しています．ただし，若くしてがんで亡くなった患者さんにおけるアルツハイマー病のリスクが，高齢まで生存したがん患者さんと同じかどうかは不明です．

- アルツハイマー病発症リスクの減少が，研究登録前にがんの診断を受けていた患者さん（prevalent cancer）のなかでも末期の患者と研究開始後にがんを発症した患者さん（incident cancer）に限られることから，がんの直接的な関与が示唆されます．
- がんの既往を有したアルツハイマー病患者さんでは，がんの既往がなかった患者さんと比べ，脳内の paired helical filament tau（PHF tau）神経原線維変化が有意に少ないことが示されており，がんがアルツハイマー病変を阻止する可能性が示唆されます．

＜研究精度に問題あり？＞

- 研究の多くは，アルツハイマー病の情報を薬剤使用や医療費などから収集し，がんの情報を患者の自己申告，介護者からの情報，入院記録などから得て評価しています．したがって診断や発症時期に関するデータの精度には限界があると考えられます．

◆ ちなみに認知症の予後・死因はどのようなものか？

- 認知症で通院中の患者さんの1年死亡率は一般人口の3〜4倍高く，女性よりも男性で高いことが報告されています．また，入院患者の検討では，特に若年患者において，認知症が急性心筋梗塞，心不全，脳卒中よりも高い死亡リスクを示します．
- 認知症患者の死因として多いのは呼吸器疾患，心血管疾患，感染症でした．がん関連死はむしろ少ないとされており，アルツハイマー病にがん発症が少ないというメタ解析の結果と矛盾しません．
- 認知症のタイプ別に死因を検討すると，血管性認知症はアルツハイマー病よりも心血管疾患による死亡リスクが高く，脳卒中のリスクと冠動脈疾患による死亡が多くみられます．レビー小体が関

与する認知症はアルツハイマー病よりも呼吸器疾患による死亡リスクが高く，前頭側頭型認知症は事故や暴力による死亡リスクが高くなっています．

◆ 認知症は転倒や股関節骨折と関連しているのか？

● アルツハイマー病では，股関節骨折を起こすリスクと股関節骨折後の死亡リスクが地域住民と比べ高くなっており，アルツハイマー病自体がその原因と考えられています．特に若年でアルツハイマー病と診断された患者さんではリスクが高くなります．さらに，2度目の股関節骨折を起こす例が，アルツハイマー病では一般人口と比べ2〜4倍多いとされます．

● アルツハイマー病治療薬のアセチルコリンエステラーゼ阻害薬は，股関節骨折後の1年死亡率と2度目の股関節骨折を起こすリスクを低下させ，骨折癒合促進，骨密度改善，治癒に伴う合併症の減少に作用する可能性があります．その機序として，コリン作用増強による骨芽細胞の増殖や分化が考えられています．

Take Home Message

▶ アルツハイマー病について現時点でわかっているのは，以下の点です．
① がんを発症するリスクは低く，がんが死因になることは少ない
② がんに罹患しているものは，アルツハイマー病にはなりにくい
③ 股関節骨折による死亡リスクが高いので，転倒には注意が必要

Column　がん治療はアルツハイマー病発症に影響する？

- がん治療の進歩がアルツハイマー病発症に与える影響については今後の検討課題です．
- アルツハイマー病を抑制する可能性があるものとして，微小管安定化作用のあるタキサン系抗がん薬
- アルツハイマー病を悪化させる可能性があるものとして，
  ①微小管阻害作用のあるビンカアルカロイド系抗がん薬
  ②神経組織を障害する脳への放射線療法
  ③免疫力を高める免疫チェックポイント阻害薬［アルツハイマー病では活性化されたグリア細胞による神経炎症（免疫反応）が発症に関与しているので］
- 以上が考えられますが，本当かどうかは基礎および臨床的な検証が必要です．

【文献】
1）Papageorgakopoulos TN et al. Hell J Nucl Med. 2017; **20**（Suppl）: 45-57
2）Garcia-Ptacek S et al. J Am Geriatr Soc. 2016; **64**: e137-42
3）Tamimi I et al. J Musculoskelet Neuronal Interact. 2017; **17**: 69-77

21 睡眠薬で認知症になるか？

[睡眠障害]

◆ 結論から先に

- 認知症の原因は多彩で，不眠や睡眠不足，睡眠薬の使用などが認知症リスクを高めることが知られています（図1）．
- **ベンゾジアゼピン（BZD）系睡眠薬が認知症発症リスクを高めうることが報告されていますが，BZD が直接，認知症リスクを高めるかどうか結論は得られていません．**
- 不眠を治療するうえでは，まずは睡眠衛生指導などの非薬物治療によって不眠の改善を図ることが最優先です．
- 睡眠薬を使用する場合は，非 BZD 系睡眠薬やメラトニン受容体作動薬，オレキシン受容体拮抗薬より開始することが望ましいといえます．

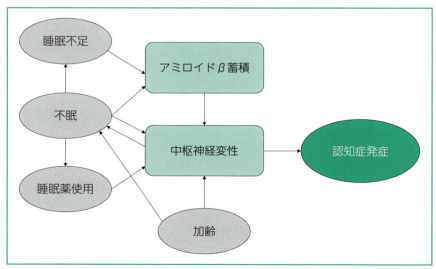

図1　睡眠に関連する因子と認知症リスク

表1 睡眠障害と認知症発症リスク

発表年・筆頭著者	掲載誌	結　果
2001 Cricco M	J Am Geriatr Soc	うつを伴わない慢性不眠症では認知機能低下リスクが男性で1.53倍，女性で1.25倍
2001 Foley D	J Am Geriatr Soc	日中の眠気を有すると認知症発症リスクは2.19倍
2009 Benito-Leon J	Eur J Neurol	長時間睡眠者では認知症発症リスクが2.18倍
2011 Osorio RS	J Am Geriatr Soc	不眠症ではAD発症リスクが2.39倍
2014 Hahn EA	Am J Geriatr Psychiatry	睡眠時間が短縮した群ではAD発症リスクが2.01倍

AD：Alzheimer's Disease

● 多様な睡眠障害の鑑別や，薬物治療によってせん妄を引き起こしやすい点にも注意が必要です．

◆ 認知症の発症に睡眠は関係するのか？

● 不眠や睡眠の問題と，認知機能低下や認知症発症のリスクについては，さまざまな報告があります（表1）．不眠や睡眠の短縮のみならず，長時間睡眠や日中の眠気も認知症発症リスクとなることが明らかとなっています．

● さまざまな認知症リスクのなかで，睡眠の量や質，睡眠覚醒リズムの障害が，認知機能低下や認知症発症にどのように関連し，どのように位置づけられるのかについては，まだ十分に解明されていません．

● 睡眠を改善することによって認知症発症リスクを軽減できる可能性がありますが，今後のエビデンスの蓄積が必要です．

表2 睡眠薬と認知機能低下・認知症リスク

発表年・筆頭著者	掲載誌	結　果
1997 Dealberto MJ	Int J Geriatr Psychiatry	BZD 頓用群では認知機能低下リスク（0.23倍）は下がり，新規使用群（5.02倍）ではリスク上昇
2002 Paterniti S	J Clin Psychopharmacol	BZD 長期使用で MMSE スコア低下（1.9倍），頓用では有意な低下なし
2009 Lagnaoui R	Age Ageing	BZD 服用は認知機能低下リスク（1.0倍）に影響せず，過去の BZD 服用（1.5倍）も有意な影響はない
2011 Wu CS	Am J Geriatr Psychiatry	睡眠薬服用で認知症発症リスクが上昇（2.71倍）するが，服用中止期間が長いほどリスクが低下
2012 Chien PL	PLoS One	睡眠薬長期使用で認知症発症リスクが上昇（2.34倍）し，半減期の長い薬剤，高用量でよりリスクが高い
2012 Billioti de Gaga S	BMJ	BZD 使用歴は認知症発症リスク（1.55倍）を高める
2015 Imfeld P	Drug Saf	BZD 長期使用は AD（0.69倍）および血管性認知症（1.11倍）リスクを高めない
2016 Gray SL	BMJ	BZD 低用量（1.25倍）・中用量（1.31倍）では有意に認知症発症リスクを高めるが，高用量（1.07倍）では有意なリスク上昇なし
2017 Bietry FA	CNS Drugs	BZD 長期使用は AD 発症リスク（0.78倍）を高めない

BZD：ベンゾジアゼピン系睡眠薬
MMSE：Mini Mental State Examination

◆ ベンゾジアゼピン系睡眠薬で認知症になるのか？

● 睡眠薬の使用が，認知機能低下や認知症発症リスクと関与するかについても，さまざまな報告があります（表2）．

- 認知機能低下や認知症発症リスクに関しては，BZD 使用歴がリスクを高める，長期使用でリスク上昇，新規使用でリスク上昇，半減期の長い薬剤や高用量の服用が関連するといった報告がある一方で，頓用では影響はない，服用中止期間が長いほどリスクが低下する，といった報告もあります．
- また，長期使用でも必ずしも発症リスクを高めるとはいえないとする報告や，低・中用量ではリスクが高まり，高用量ではリスク上昇がないとする最近の報告もあり，睡眠薬の影響については，現時点では一貫した結論は得られていません．
- 睡眠薬の使用につながる不眠そのものが認知症発症リスクであること（図 1），不眠はうつ病や生活習慣病とも密接に関連すること，それらを介して認知症リスクを高める可能性なども考慮されることから，BZD 系睡眠薬が直接的な認知症発症リスクといえるかどうか，現時点では断定しにくいのが実情です．

◆ 望ましい不眠の治療方針は？

- 不眠は日常診療でよく遭遇しますが，残念ながら「とりあえず睡眠薬」といった治療がなされていることも多い現状があります．
- 睡眠薬の使用は，認知症発症リスクになりうるという以外にも，依存性や転倒リスクといった側面からも，特に高齢者においては注意が必要です．

a まずは睡眠衛生指導を

- こうした側面から，日本睡眠学会による「睡眠薬の適正使用・休薬ガイドライン」では，まず行うべき治療は睡眠衛生指導などの非薬物治療であるとしています[1]．
- 加齢とともに睡眠は分断化する傾向にあり，個人差はありますが，睡眠時間も減ってきます．8 時間の睡眠が必要といった思い込みで寝床に長く居すぎると，睡眠の質や満足度に大きく影響します．

●問診では，以下を確認することが重要です．

- ▪就床時刻
- ▪起床時刻
- ▪寝床に入っている時間
- ▪実際に眠れている時間

●眠れる時間プラス1時間程度に就床時間を抑制することが，熟眠感を得るうえでも重要といえます．

b それでも改善しない段階で薬物治療を

●非薬物治療で不眠が十分に改善しない場合には薬物治療を考慮します．睡眠薬は，$GABA_A$受容体に作用して睡眠をもたらすBZD系・非BZD系睡眠薬，体内時計に作用するメラトニン受容体作動薬，覚醒系のオレキシンを抑制することで睡眠をもたらすオレキシン受容体拮抗薬に大別されます．

●非BZD系睡眠薬，メラトニン受容体作動薬，オレキシン受容体拮抗薬は，より副作用が少なく安全性の高い薬剤ですが，非BZD系睡眠薬のなかでも受容体選択性の違いにより，異なった特徴を有しており，それぞれの作用機序や特性を理解して処方する必要があります．

◆ こんな患者さんがいました

症 例

70歳の女性が不眠を訴えて受診しました．午後9時に2種類のBZD系睡眠薬を服用していましたが，どうしても深夜12時まで寝つけないので，何とか眠れるようになりたいとの訴えでした．しかし，起床時刻を聞くと午前8時で，約11時間寝床に入っていることがわかりました．

- この年代では平均睡眠時間は6時間程度であり，起床時刻が遅いことと併せて，午後9時に寝付くのは不可能といえます．睡眠習慣を十分確認せずに，眠れないという訴えだけで，睡眠薬を追加されていた症例でした．
- 長すぎる就床時間は，入眠困難や睡眠維持困難につながります．就床時間の長さやタイミングが適切かどうかを確認し，眠くなるまで寝床に入らない，就床時間を制限するなどの睡眠衛生指導は，睡眠薬が効果を発揮するためにも重要といえます．

Take Home Message

▶不眠症の治療にあたっては，
・睡眠の確保は認知症リスクを軽減するうえでも有効
・まず睡眠衛生指導などの非薬物療法を行う
・睡眠薬を使用する場合は，新しい非BZD系睡眠薬やメラトニン受容体作動薬，オレキシン受容体拮抗薬を適切に使用する

Column　睡眠とアミロイドβクリアランス

- 認知症の発症において，グリンファティックシステムによるアミロイドβ（Aβ）のクリアランスが注目されています．
- マウスにおいて，脳間質液中のAβは睡眠中に低下しており，睡眠中には脳脊髄液の流れが大きくAβクリアランスが高いことが報告されています[2]．
- 脳内のグリンファティックシステムが睡眠中に活発に働くことで，老廃物の除去に役立っていると考えられます．
- 認知機能障害のない中高年において，睡眠効率が低いとAβの蓄

積が多いとの報告もあることは，睡眠の問題が認知症リスクを高める可能性を示すといえます．

- 睡眠を改善することが，認知症の発症に予防的に働く可能性を示唆する興味深い知見といえますが，睡眠の量・質・リズムがどのように認知症の発症と関与するメカニズムはいまだ明らかではありません．

- 睡眠の障害へのアプローチが，認知症予防にどのように寄与するかについては，今後の検討が待たれます．

【文献】
1）三島和夫（編）．睡眠薬の適正使用・休薬ガイドライン．2014；じほう：東京
2）Xie L et al. Science 2013; **342**: 373-7

22 パーキンソン病は認知症に ならないと言われたのに!?

[レビー小体型認知症]

◆ 結論から先に

● 高齢化社会に伴い高齢発症の患者が増え，パーキンソン治療の進歩により長期生存者が増えたことで，パーキンソン病（PD）と認知症の合併がトピックスになっています．

● PD，パーキンソンに伴う認知症（PDD），レビー小体型認知症（DLB），純粋型自律神経失調症（PAF）は，レビー小体（α-シヌクレイン）という共通の病理基盤を持ち，その局在と広がりが異なるだけで，この 4 疾患をレビー小体病（LBD）とまとめることができるため，いわゆる全身病と考えてよいでしょう．

● PD に伴う認知症（PD/DLB）を治療・ケアするときは，全身病と捉えて対策を立てたほうがよいです．

◆ パーキンソン病と認知症の合併について

● ロッテルダム研究（2004 年）では，5.8 年追跡した後の 1,000 人あたりの PD の発症率は，55 〜 65 歳が 0.3 に対して，75 歳では 3.3 と年齢によって有意に発症率が高まることが示されています．

● PD の認知症の発症率については，オーストラリアで PD 患者を 20 年間追跡した前向き研究では，20 年後の生存者の 83％が認知症を発症したとされており，レビューでは PD における認知症発症率は 25 〜 30％とされています．ノルウェーで同じく 12 年間追跡した前向き研究では，発症年齢，罹病期間で発症率が異なるとされています．また，PD 患者さんは一般人と比べて 4 〜 6 倍認知症を発症しやすく，いったん認知症を発症すると死亡率が 2

143

倍高まるとされています.

● PD に認知症を発症する危険因子としては，高齢発症，罹病期間の長さ，重度の運動障害，非定型パーキンソン症状（体軸障害型，無動優位型），言語流暢性などの認知機能の悪化，早期からの幻覚の出現，うつ，喫煙歴，男性といわれています.

◆ そもそも DLB とは？

● DLB の歴史を紐解くと……

- 以前までは，PD では認知機能障害は生じないと考えられていましたが，20 世紀後半に入り Hakim らによって PD には認知症が高率に合併することが指摘されました. しかし，この時点では認知機能障害の原因として併存するアルツハイマー病理が原因と主張されていました.

- 1979 年にわが国の代表的研究者である小阪憲司は，認知障害・パーキンソン症状を示す症例について，大脳皮質にレビー小体があることを世界で初めて報告し，レビー病理が認知機能に関わっている可能性を報告しました. 以降,該当症例の提示や「びまん性レビー小体病」の提唱を通して，国際的に知られるようになります.

- 1995 年には，国際研究グループ［CDLB］により「dementia with Lewy bodies（DLB）：レビー小体型認知症」と名づけられ，翌年には診断基準が発表されました.

◆ 症状が似ている PDD と DLB って何が違うの？

● パーキンソン病の経過中に認知症を発症した場合，パーキンソン病に伴う認知症と診断されますが，レビー小体型認知症とその症状は相似しています.

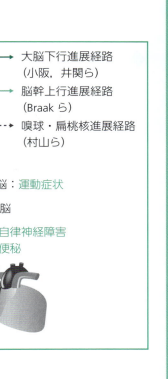

図1

- 病理的にみると，レビー病理（α-シヌクレイン）の局在と広がりによりPD，PDD，DLB，PAFを発症すると考えられています．レビー病理の広がり方については，Braakら，村山ら，小阪・井関らの仮説があります（図1）．したがって，PD，PDD，DLB，PAFは，α-シヌクレオパシーという1つのスペクトラム上にある疾患であり，LBDは中枢神経のみならず末梢神経にも広がる全身病といえるわけです．
- 一方，PDに認知症が合併することが話題になったとき，PDの認知症の原因はアルツハイマー型認知症（AD）病理であると主張されたように，実際にはDLB病理とAD病理とは混在することが多く，両者には密接な関係性があることが推察されています．

◆ 具体的にどう診断するか？

● 両者を鑑別するために，CDLB による DLB の診断基準では "1年ルール" が推奨されています．

> ▪ パーキンソン病に伴う認知症
> ➡ 運動症状が出て 1 年以上経ってから，認知機能障害を生じた場合
> ▪ レビー小体型認知症
> ➡ 運動症状の出現と同時，もしくは 1 年以内に認知機能障害を生じた場合

● 実際に PDD は，進行性核上性麻痺のように皮質下性認知症と捉えることもでき，特徴として，精神緩慢と注意障害が前景に立ち，パーキンソニズムが先行します．一方，DLB は，アルツハイマー病に似ていますが，記憶障害が早期には軽いという特徴があり，視覚機能の障害が目立ち，頭頂-後頭領域の巣症状は少なく，アルツハイマー病より DLB は進行が速いという特徴があります．このような経過の違いもあるため，両者を一応区別して捉えておくほうがよいかもしれません（それぞれの診断基準は，文献参照）．両者の比較を表1に示します．

● ただし，向精神薬への過敏性は DLB に多いといわれています．幻視・錯視をみきわめるには，パレイドリアテストが有効です．

● また，PD から PDD/DLB への移行もしくは AD との鑑別に関して，藤城らはレム睡眠行動障害，便秘，嗅覚異常，うつ症状などが認知症発症の何年も前からみられることに注目して，PDD/DLB の早期診断（Prodormal DLB）に有効であると主張しています（図2）．

● したがって，図2にみられるような症状がみられたときには認知機能の低下の可能性を考えて，注意深く観察していく必要があ

表1 DLBとPDDの臨床像の比較

	DLB	PDD
認知症状	記憶障害少なく，遂行，注意，視空間機能に低下がみられる	
変動する認知機能障害	多い	みられることがある
幻視	多い	しばしばみられる
パーキンソニズム	体軸障害，無動型が多い	認知度の重度化に伴い多くなる
レム睡眠行動障害	10年以上前からみられることが多い	
自律神経症状その他	一過性意識消失，向精神薬への過敏性，尿失禁，便秘，転倒，嗅覚障害など	
神経心理学検査	MMSEの下位項目に注目した方法，トレイルメイキングテスト，時計描画テスト，ベンダーゲスタットテスト，MoCa-J，パレイドリアテストなど	
画像	DADスキャン，MIBG心筋シンチグラフィー	

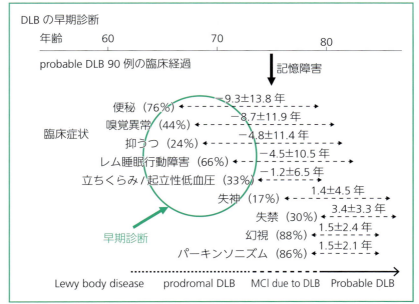

図2 DLBの記憶障害発現前にみられる症状

[文献4より引用]

ります.

◆ 治療の考え方は？

- PDD の場合も DLB の場合も，薬物療法と介護的なアプローチを並行して行うことが重要です．

a PDD

- PD 治療中に認知機能障害や幻覚などの症状が現れた場合，抗コリン薬が投与されている場合は中止します．L-ドパの用量は変えずに，まずはコリンエステラーゼ阻害薬を投与します．リバスチグミンのエビデンスが多く，第一選択になりうるものの保険適用がありません．4.5 mg から開始し，運動症状の悪化に注意しながら増量していくのがよいでしょう．
- その他，NMDA 受容体阻害薬のメマンチンの投与も認知機能障害や睡眠障害を改善したとの報告があります．
- 薬物療法中に運動症状が悪化した場合，L-ドパを 50 mg 程度まで増やすとよい場合があります．
- なお，L-ドパと幻視との関係が議論になることがありますが，L-ドパの減量は運動機能悪化の可能性があり，お勧めしません．

b DLB

- コリンエステラーゼ阻害薬の投与は PDD と同様です．ただし，ドネペジルのみ保険適用があり，精神症状の発現に留意しながら 3 mg から徐々に増量していくのがよいでしょう．L-ドパは 50 mg から開始し，300 〜 400 mg 程度までで運動症状のコントロールが可能になることが多い気がします．
- レム睡眠行動障害には，抗てんかん薬のクロナゼパムやメラトニン受容体作動薬のラメルテオンなどが有効なことがあります．
- 一過性意識消失に関しては，カテコラミン系薬のアメジニウムやミドドリン，またドロキシドパなどが有効な場合もありますが，

脱水の予防や弾性ストッキングの着用などの介護指導が有効なことがあります.
- 幻視に関しては，採光条件を整えたり，パーソン・センタード・ケアの観点から幻視の対象物が害のないことを伝えることにより，症状が消えないまでも患者さん本人の落ち着きにつながることもあります.

Take Home Message

▶ PD は高率に認知機能障害を合併することを考えながら，治療する必要があります.

▶ PDD/DLB は，全身病と考えて治療・ケアを行う必要があり，薬物の調整と介護環境の整備が肝要です.

【文献】
1）Buter TC et al. Neurology. 2008; **70**: 1017-22
2）McKeith IG et al. Neurology. 2017; **89**: 88-100
3）Emre M et al. Mov Disord. 2007; **22**: 1689-707
4）Fujishiro H et al. Psychogeriatrics. 2013; **13**: 128-38

23 高齢者では認知症と間違われることがある
[てんかん]

◆ 結論から先に

● 高齢者のてんかんは増加してきています.

● 認知症と思われている方のなかにてんかんの方がいるかもしれないなど, 高齢者のてんかんは見過ごされているかもしれません.

● てんかんと診断するためには, まず疑うことが大切です. もの忘れや反応不良などの症状にむらがあり, よい時と悪い時があるようであればてんかんを疑ってみましょう.

● てんかん診療ではわずかな MRI の変化を見逃さない, 脳波の判読になじむことが大切です.

● 治療においては, 患者さん・家族にてんかんを正しく理解してもらうことが大切です.

● 抗てんかん薬は少量から開始してゆっくりと漸増するのがコツです.

● どの抗てんかん薬を処方するかの選択の場面では, 合併症や併用薬にも注意が必要です.

◆ こんな患者さんがいました

● まず, ここでは筆者が経験した症例についてお話ししたいと思います.

> **症 例**
>
> 　患者さんは 72 歳, 男性. 71 歳のときに胸のむかつきや, ときどき生じるぼーっとした発作あり. この発作により 2 回

150

の交通事故を起こしました．72歳時，大学病院でCTおよび脳波検査を行い，てんかんと診断．バルプロ酸600 mg/日を開始するも，むしろ発作が増加したため当院紹介となりました．

発作症状についてよく問診すると，胸部のむかつきが1分程度生じてその後にぼーっとすること，話しかけられても理解できず正しく反応ができないことがあること，右手が固くなっている自覚があること，口をもぐもぐさせているところを目撃されていること，発作中，時計の短針と長針や数字は見えるが，時間がわからないこと，自覚的には意識減損はないと考えているが，交通事故のときに車を10 m擦ったことは記憶にないこと，などがわかりました．

その後，当院にて脳波（図1），MRI（図2）を行い，改めっかんと診断しました．さらに，長期ビデオ脳波記録にて右側頭部より起始する発作を確認（図3）．その後，本人に自身の発作を確認してもらい，てんかんという状態の説明を医学的かつ正確に行うことで，てんかんについて理解してもらうようにしました．その後に，カルバマゼピン200 mg/日にて治療を開始し，発作は抑制されました．

◆ 高齢者てんかんは増えているのか？

- 日本での高齢者てんかんの正確な疫学調査はありません．各国の報告によると，60歳以降でてんかんの発症率が上昇することが示されています[1]．

- つまり，超高齢化社会となることで，てんかんの有病率が上昇することが予測されています．他国の話題ですが，フィンランドでは1986年にはてんかんの有病率が62.7/10万人であったものが，2002年には76.9/10万人と増加しており，高齢化のためと考えら

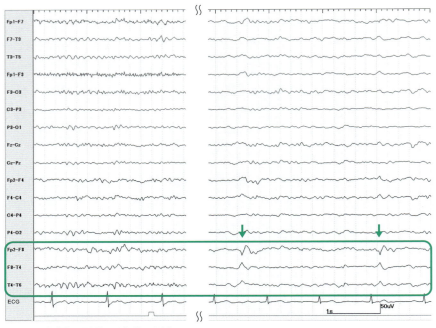

図1 症例の発作間欠期脳波

覚醒時には明らかなてんかん性放電はみられませんでしたが（左図），睡眠時には右側頭部に発作間欠期てんかん性放電が頻発していました（右図，➡）．高齢者に限らず，側頭葉てんかんでは睡眠時にのみてんかん性放電が認められることも多いため，てんかんを疑う場合には睡眠脳波の測定は必須です．

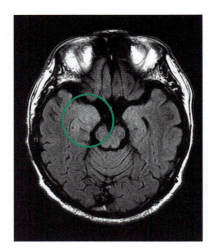

図2 症例のMRI画像

脳梗塞，脳出血，脳腫瘍などのような明らかな器質性病変は確認できませんが，右の扁桃体がやや腫大し，高信号となっていました．高齢発症の側頭葉てんかんではこのようにわずかな信号変化とわずかな容量変化のことも多いため，見逃さないように注意を払う必要があります．

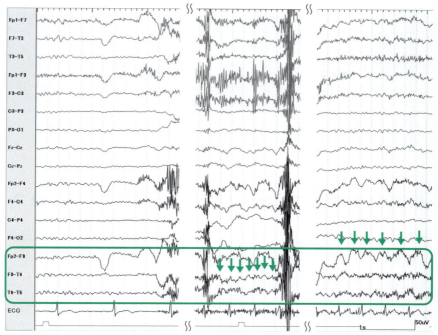

図3 症例の発作時脳波
筋電図のアーチファクトの後，右側頭部に律動性の発作時脳波パターンを認め（➡），徐々に高振幅，低周波数となり，その分布も広範囲となりました．

れています[2]．

◆ てんかんは認知症と間違われる？

- 物忘れをしやすいという訴えが，実はてんかんが背景にあるために生じていることがあり，注意が必要です．診察において発作間欠期には，てんかんに特有な症状というものはないことを念頭に置きましょう．また，発作時にも症状がおだやかなために発作とわかりにくい（後述）ことも気を付けたい点です．
- 間違われる要因としては，次のようなことが考えられます．

- 本人・家族は，一時的な記憶の欠落を訴え，意識消失発作としてとらえていないことがある
- 発作後もうろう状態での徘徊が認知症の徘徊に似ている
- 発作の回数が比較的多い場合には，持続的な認知機能低下にも見える
- 実際に意欲の低下や認知機能低下を伴う場合もある

◆ 高齢者ではてんかんが見過ごされやすいのか？

- 脳腫瘍や脳卒中に伴うてんかんの診断は比較的容易ですが，器質性病変を伴わない場合は診断が困難なことがあります．
- 見過ごされやすい要因としては，以下のようなことがあげられます．

- 発作中，「けいれん」や「転倒」などのてんかん発作らしい症状を示さないことが多い[3]
- 発作中，呼びかけに応答ができ，簡単な会話が可能なことがあり，意識消失とわかりにくい
- 家族には口部自動症や身振り自動症などが見逃されていることが多い
- 本人は，発作中の記憶はなく，発作そのものの自覚が乏しい
- 本人・家族も，てんかんは子どもの病気であり，高齢者で新規に発症するという認識がない
- 高齢者では意識を失う他の疾患（一過性脳虚血発作，失神など）の可能性も高いためまぎらわしい
- 一般的な血液検査では特異的な異常がなく，CT/MRIなどの画像検査では異常がない，もしくは異常が捉えにくいことがある

- 脳波で異常がない場合も多く，さらに脳波の判読を得意としない医師も多い

◆ では，てんかんを疑うポイントとは？

● 以下のような症状があれば認知症よりてんかんを疑うとよいです．

- 記憶の欠落が断片的である場合
- 記憶が欠落する直前に上腹部不快感などの前兆が報告される場合
- 症状によいときと悪いときがある場合
- 反応性が低下し，口をもぐもぐ動かしたり（口部自動症），無意味な手の動き（身振り自動症）を繰り返したりするようなことが目撃されている場合

● また，見逃さないために注意するポイントを以下にまとめます．

- まず，認知症の鑑別診断としててんかんを念頭に置く
- 病歴を大切にし，さらには細かい手足の動き，反応性の変動など，てんかん発作の症状を想定して積極的に聞き出す
- 本人からだけではなく，家族など周囲の人から症状を確認する
- てんかんに特有な MRI 所見（図 2）を見逃さないようにする
- 脳波は睡眠脳波も記録し，少しでも異常が記録しやすいようにする（図 1）
- 長期ビデオ脳波（1 泊の終夜脳波だけでもよい）で容易に診断がつく場合がある（図 3）

◆ てんかんであることをどう伝えるか？

● 高齢者のなかには，てんかんに対して偏見を持っている方もいます．そのため，てんかんについて，正しく理解してもらえるように伝える必要があります．

● たとえば，正しい理解のために伝えるとよいポイントとしては，

- てんかんは脳の病気であること
- けいれんしないてんかんもあること
- 有病率はおよそ 1％とよくある疾患であり，高齢者のてんかんは珍しくないこと
- 適切な治療薬で発作が抑制されること
- 基本的には進行性の疾患ではないこと
- 基本的には遺伝性の疾患ではないこと
- 運転・入浴にときには注意が必要なこと

などがあげられます．

◆ 高齢者てんかんはどのように治療を進めるか？

● 脳腫瘍，変性疾患，代謝性疾患など基礎疾患が明らかな場合は，まずその基礎疾患を治療する必要があります．

● 高齢者のてんかんは適切な薬物治療で発作が抑制されることが多いです [3]．

● 高齢者の場合は副作用に対する耐性も低いため少量（添付文書の推奨開始用量より少量のことも）から開始することが処方のポイントです．増量の速度もゆっくり（月単位のことも）と漸増します．維持量については，まずは少量を目標としましょう（少量でも発作の抑制が期待されます）．

● 高齢者では，合併症やそれに伴う併用薬も多いことがあり（もし

くは将来処方される可能性も高いため），薬物相互作用が少ない薬剤を選択するとよいです．高齢者の代謝機能，認知機能などに配慮して，負担の少ない薬剤を選択します．

Take Home Message

▶高齢者のてんかんの診断は難しいものの，治療反応性は良好です．
▶見逃さないように，日ごろから疑う姿勢が大切です．

【文献】
1）Hauser WA. Incidence and prevalence, *in* Epilepsy: a comprehensive textbook, J. Engel Jr., T.A. Pedley（Eds）. 1997; Lippincott-Raven Publishers: Philadelphia. p. 47-57
2）Sillanpää, M et al. Epilepsy Res. 2006; **71**: 206-15
3）Tanaka A et al. Seizure. 2013; **22**: 772-5

24 rt-PA 静注療法のこれから

[急性期脳梗塞]

◆ 結論から先に

● 遺伝子組換え組織型プラスミノーゲン・アクティベータ（recombinant tissue-type plasminogen activator：rt-PA）静注療法は，最終未発症確認時刻から 4.5 時間以内の脳梗塞患者さんが対象となりますが，さらなる適応拡大が望まれます．

● 抗凝固療法中に発症した脳梗塞に対する rt-PA 静注療法の適応が見直され，ダビガトラン内服中には中和薬であるイダルシズマブを投与した後の rt-PA 静注療法も考慮可能となりました．

● 発症時刻不明（睡眠中発症）の脳梗塞に対して，rt-PA 静注療法の適応が拡大する可能性があります．

● 血栓溶解薬について現在のアルテプラーゼから新薬であるテネクテプラーゼに切り替わる可能性があるかもしれません．

◆ rt-PA 静注療法に使われるのはどのような薬？

● 現在，日本で rt-PA 静注療法に使用されている血栓溶解薬はアルテプラーゼです．アルテプラーゼは血栓上のプラスミノーゲンと反応することでプラスミンを活性化し，活性化されたプラスミンがフィブリンを溶解します．アルテプラーゼは血栓を構成するフィブリンに対する親和性が高く，フィブリンと特異的に結合する能力を持っていますので，フィブリン親和性を持たない他の血栓溶解薬と比較して効率よく血栓を溶解し，かつ全身性の血液凝固系に対する影響が軽微となることが特徴です．

● アルテプラーゼは体重によって投与量が異なり，日本では

0.6 mg/kg の用量で点滴静脈注射します（欧米諸国は 0.9 mg/kg の用量）.

◆ どのような患者さんが適応になるのか？

● 治療適応を考えるうえで最も重要なことは，最終未発症確認時刻を把握することです．この「最終未発症確認時刻」は，麻痺などの神経症状を呈している状態を「発見」した時刻ではなく，「患者が無症状であることを最後に自覚もしくは確認された」時刻であることに注意が必要です.

● 日本では，2005 年 10 月に最終未発症確認時刻から 3 時間以内の脳梗塞患者を対象にアルテプラーゼは承認され，その後，2012 年 8 月に治療可能時間が 4.5 時間に拡大されました.

● rt-PA 静注療法適正治療指針第二版を基に rt-PA 静注療法の適応を検討します．複数の禁忌投与項目［血糖異常，抗凝固療法中ないし凝固異常症におけるプロトロンビン時間の国際標準比（PT-INR）や活性化部分トロンボプラスチン時間（aPTT）の延長，出血や大動脈解離の合併など］の有無を速やかにチェックすることが必要です．慎重投与項目がみられる場合には，個々の患者さんごとに適応の可否を慎重に検討する必要があります.

● 機械的血栓回収療法の適応となる患者さんでも，最終未発症確認時刻から 4.5 時間以内であればまず rt-PA 静注療法を投与することが勧められます.

◆ 抗凝固療法中に発症した脳梗塞に対して rt-PA 静注療法を行ってよいか？

● 抗凝固療法中に発症した脳梗塞では，これまでの rt-PA 静注療法の適応基準では PT-INR（＞ 1.7）や，aPTT［前値の 1.5 倍（目

安として40秒）を超える］の延長があるときには，禁忌項目に該当しました.

● 近年，ワルファリンやダビガトランに対する中和薬が国内で承認されるなど，抗凝固療法をめぐる環境が変化したことを受け，抗凝固療法中に発症した脳梗塞に対するrt-PA静注療法の適応の見直しが2017年に行われました．その結果，抗凝固療法中に発症した脳梗塞に対し，rt-PA静注療法の治療選択肢が増えました（**表 1**）[1].

◆ 睡眠中発症の脳梗塞に rt-PA 静注療法は行えるのか？

● 睡眠中に発症した脳梗塞の場合，最終未発症確認時刻は就寝前の時刻となるため，起床時にはすでに最終未発症確認時刻から4.5時間以上経過していることが多く，現行の基準ではrt-PA静注療法の適応外と判断されます.

● 脳梗塞診断に有用な頭部MRI画像のうち，diffusion weighted image（DWI）は発症1時間以内の早期虚血性変化を反映しているのに対し，fluid-attenuated inversion recovery（FLAIR）は信号変化を有するのに3〜4.5時間を要するため，最終未発症確認時刻から4.5時間以上を経過した睡眠中発症の脳梗塞であっても，これらの画像の差（DWI-FLAIRミスマッチ）がある症例では，実際には発症から4.5時間以内に発症している可能性が高いことが知られています．筆者の施設で経験した，DWI-FLAIRミスマッチの代表例を示します（**図1**）.

● 上記のDWI-FLAIRミスマッチがある発症時刻不明（睡眠中発症）の脳梗塞に対してrt-PA静注療法を投与する臨床研究が日本（THAWS試験）や欧米（WAKE-UP試験）で行われました[2, 3].
2018年5月にWAKE-UP試験の結果が公表され，最終未発症確

表 1　各抗凝固療法を実施中の脳梗塞患者に対する rt-PA 静注療法

ワルファリン服用患者における推奨

1　プロトロンビン時間の国際標準比（PT-INR）が 1.7 を超えている場合は適応外とみなす.

2　中和薬であるプロトロンビン複合体製剤を用いて，PT-INR を是正した後にアルテプラーゼを投与することは推奨されない.

ヘパリン投与患者における推奨

1　活性化部分トロンボプラスチン時間（aPTT）が前値の 1.5 倍（試薬によって絶対値は異なるが，目安として約 40 秒）を超えている場合は適応外とみなす.

2　中和薬である硫酸プロタミンを用いて，aPTT を是正した後にアルテプラーゼを投与することは推奨されない.

ダビガトラン服用患者における推奨

1　来院時の血液検査で aPTT が前値の 1.5 倍（目安として約 40 秒）以下で，かつダビガトランの最終服用後 4 時間以降であることが分かれば，原則としてイダルシズマブによる中和治療を行わずにアルテプラーゼを投与する. さらに適応があれば機械的血栓回収療法を追加して行う.

2　aPTT が前値の 1.5 倍超であるか，またはダビガトランの最終服用後 4 時間以内であるもしくは 4 時間以内の可能性がある場合，機械的血栓回収療法の適応がありこの治療を速やかに行える場合は，機械的血栓回収療法の有効性が危険性を上回るかを慎重に判断したうえで，イダルシズマブおよびアルテプラーゼを投与せずに，機械的血栓回収療法の施行を考慮してもよい.

3　上記（2）で機械的血栓回収療法を行えない場合，イダルシズマブ 5 g を静注し，静注終了後速やかにアルテプラーゼ投与を通常の方法で始める. アルテプラーゼ投与開始直後の採血で aPTT が正常化していない場合，アルテプラーゼ投与を速やかに中止する.

活性化凝固第 X 因子阻害薬服用患者における推奨

1　現状では活性化凝固第 X 因子阻害薬（抗 Xa 薬：リバーロキサバン，アピキサバン，エドキサバン）の強度を測定する適切なマーカーが普及していない. 少なくとも従来抗凝固薬の強度の指標である PT-INR が 1.7 を超えている場合や aPTT が前値の 1.5 倍（目安として約 40 秒）を超えている場合は適応外とみなす.

2　最終服用後 4 時間以内であることが確認できた場合には凝固マーカー（PT-INR や aPTT）の値にかかわらず適応外とみなす.

3　抗 Xa 薬服薬患者に，他の抗凝固薬の中和薬を転用して抗凝固能の是正を試みた後にアルテプラーゼを投与することは推奨されない.

抗凝固療法中患者全般における慎重な治療選択

1　抗凝固療法中の患者は，薬剤強度にかかわらず，静注血栓溶解療法の施行を慎重に考慮する. ダビガトランや抗 Xa 薬の半減期が 12 時間前後であることを考えれば，最終服用後 4 時間を過ぎても半日程度までは，静注血栓溶解療法の有効性が危険性を上回るかを特に慎重に判断すべきである.

（抗凝固療法中患者への脳梗塞急性期再開通治療に関する推奨 2017 年 11 月 [1] より引用）

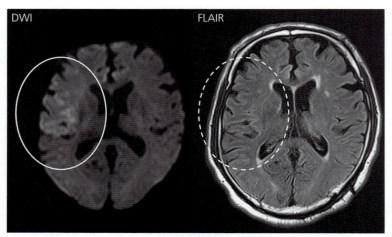

図 1　DWI-FLAIR ミスマッチの自験例

71 歳男性．前日 23 時に就寝（最終未発症確認時刻），翌朝 6 時に起床した際に左上下肢麻痺を自覚したため，午前 8 時 9 分に当院へ搬送されました．最終未発症確認時刻から来院までの時間が 9 時間 9 分で，すでに 4 時間 30 分を超過していました．頭部 MRI では，右前頭葉に DWI で高信号病変を認めましたが（左図の○），FLAIR 像では同病変に信号変化はなく（右図の○），DWI-FLAIR ミスマッチを認めました．

認時刻から 4.5 時間を過ぎていても，DWI-FLAIR ミスマッチがある症例では通常の内科治療と比較して rt-PA 静注療法を使用したほうが良好な転帰をたどることが示されました[4]．今後，THAWS 試験と WAKE-UP 試験の統合解析も予定されており，rt-PA 静注療法の適応拡大につながることが期待されます．

◆ 新薬テネクテプラーゼの登場

- 新規の血栓溶解薬であるテネクテプラーゼは長い半減期，高いフィブリン親和性，プラスミノーゲン活性抑制因子への抵抗性を有します．アルテプラーゼが 1 時間かけて投与するのに対して，テネクテプラーゼはボーラス投与します．
- 血栓回収療法の適応がある脳梗塞患者を対象に，発症 4.5 時間以

内に従来のアルテプラーゼを投与する群とテネクテプラーゼを投与する群で再開通率を比較した臨床試験（EXTEND-IA TNK）の結果が2018年4月に発表され，テネクテプラーゼ投与群で投与開始55分後（中央値）に始めた血管造影での再開通率が高く，かつ機能的転帰が良好であることが示されました[4].

● 今後，脳梗塞急性期における血栓溶解薬がアルテプラーゼからテネクテプラーゼに切り替わる可能性があり，日本でも早期導入が期待されます.

Take Home Message

▶抗凝固療法中の脳梗塞について，イダルシズマブを用いたrt-PA静注療法は以下のときに考慮します.

①ダビガトラン内服中に発症

② aPTT延長［前値の1.5倍（目安として40秒）を超える］もしくは最終服用後4時間以内

③機械的血栓回収療法の適応がない，もしくは迅速に治療することができない

▶ DWI-FLAIRミスマッチは，今後のrt-PA静注療法の適応決定に有用かもしれません.

謝辞：国立循環器病研究センター　豊田一則副院長の助言を受けて執筆しました.

【文献】
1) 日本脳卒中学会 脳卒中医療向上・社会保険委員会「抗凝固療法中患者への脳梗塞急性期再開通治療に関する推奨」作業部会. 脳卒中. 2018; **40**: 123-35
2) Koga M et al. Int J Stroke. 2014; **9**: 1117-24
3) Thomalla G et al. N Engl J Med. 2018; **379**: 611-22
4) Campbell BCV et al. N Engl J Med. 2018; **378**: 1573-82

25 いまどきの血管内治療

[急性期脳梗塞]

◆ 結論から先に

● 脳主幹動脈閉塞による急性期脳梗塞に対する血管内治療（血栓回収療法）は明確なエビデンスを持った標準治療になりました．

● 少しでも多くの患者さんがこの治療の恩恵を受けられるよう，地域の救急搬送体制や院内体制の整備，そして脳血管内治療専門医の養成が求められます．

◆ これまでの歴史：なぜ考え方が変わったのか？

● 急性期脳梗塞に対する t-PA 静注療法は 2005 年にわが国で保険承認され，現在でも発症 4.5 時間以内の脳梗塞には病型を問わず第一選択の治療ですが，適応外例（最近の外科手術など）の存在や，近位主幹動脈（内頸動脈や中大脳動脈 M1）閉塞で無効例が多いことが課題でした．

● そこで，閉塞血管の再開通治療として血管内治療が期待されてきたものの，どうしても再開通率の低さや治療時間の長さが克服できず，その有効性は確立していませんでした．

● しかし 2015 年に近位主幹動脈閉塞を伴う急性期脳梗塞に対する血管内治療（血栓回収療法）の有効性を示したランダム化研究結果が次々と発表され[1]，血栓回収療法が標準治療として認められる時代になりました．

● これらの研究で血管内治療が有効性を示すことができた背景には，高い再開通率と安全性を誇る血栓回収デバイス（ステントレトリーバー）の登場，発症早期の近位主幹動脈閉塞例，すなわち

表 1　血栓回収療法の絶対適応（以下のすべてを満たす症例）

①発症前の modified Rankin scale スコアが 0 または 1
②内頸動脈または中大脳動脈 M1 部の閉塞がある
③頭部 CT または MRI 拡散強調画像で ASPECTS[†] が 6 点以上
④ NIHSS[*]スコアが 6 以上
⑤年齢 18 歳以上
⑥ t-PA 静注療法の適応があれば施行した症例
⑦発症 6 時間以内に血管内治療を開始できる

[†] Alberta Stroke Program Early CT Score
[*] National Institutes of Health Stroke Scale
[日本脳卒中学会，日本脳神経外科学会，日本脳神経血管内治療学会：経皮経管的脳血栓回収機器 適正使用指針第 3 版，2018 より引用]

　血管内治療の「ストライクゾーン」を対象とした試験デザイン，そして迅速な治療を行うための脳卒中診療体制の発達がありました．

◆ 血栓回収療法はどんな患者さんに行えるのか？

- まずランダム化研究で有効性が証明された患者群（**表 1**）が絶対適応（推奨グレード A）とされています．さらに 2018 年に発表されたランダム化研究（DAWN，DEFUSE3）では，最終健常確認から 6 時間以上経過した症例でも，灌流画像を用いて広範な救済領域が証明されれば，血管内治療は有効であることが示されました[2, 3]．これらを踏まえ，2018 年 3 月に発表されたわが国の指針では，**図 1** のような治療適応が示されています．
- 現時点で椎骨脳底動脈など後方循環系や中大脳動脈末梢領域（M2 以遠）の閉塞例，NIHSS スコア 6 未満の軽症例，ASPECTS 6 点未満の広範な早期虚血変化を有する症例，などには血栓回収療法のエビデンスがありません．しかし，完成した脳梗塞の範囲と神経症状の間にミスマッチがあり，治療のリスクよりも再開通のベネフィットが勝ると判断した場合には，積極的に血管内治療を行

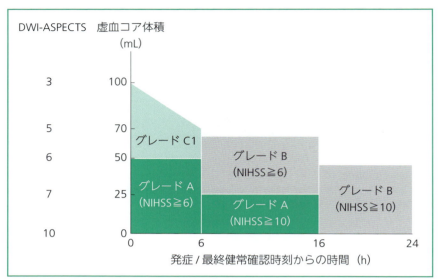

図1 内頸動脈または中大脳動脈M1閉塞における治療適応の推奨グレード

[日本脳卒中学会，日本脳神経外科学会，日本脳神経血管内治療学会：経皮経管的脳血栓回収用機器 適正使用指針第3版，p11，2018より引用]

うことも考慮されます．

◆ 急性期脳梗塞は具体的にどう診療するか？

- とにかく時間との勝負です．来院から治療開始までの時間，発症から再開通までの時間が早ければ早いほど，患者さんの転帰が良好になることは数多くの研究で示されています[4]．
- 救急隊から脳卒中を疑う患者の搬送連絡があった時点から，少しでも早く治療を開始するための準備をしましょう．院内で脳卒中診療フローチャートを作り，多職種が同時進行で診療を行っていくスピード感が求められます．
- 患者さんが搬送されてきたら，まずバイタルチェック，診察，NIHSS評価，採血，ルート確保を迅速に行い，同時に家族から

の病歴聴取や治療説明を行います．最初の画像診断で CT，MRI どちらを用いるかは施設ごとに異なりますが，筆者の施設では発症 4.5 時間以内例は単純 CT と CT アンギオグラフィー，それ以外の症例は単純 CT と MRI で診断します．主幹動脈閉塞があり再開通治療の適応があれば，発症 4.5 時間以内例ではまず t-PA を投与し，すぐに血管造影室へ向かいます．

● ガイドラインでは来院から穿刺まで（Door to Puncture）を 60 分，来院から再開通まで（Door to Reperfusion）を 90 分以内に行うよう推奨しています．

● 中大脳動脈閉塞への血栓回収治療の具体例を以下に示します（図 2）．

①局所麻酔下に大腿動脈を穿刺しシース挿入
②ガイディングカテーテルを内頸動脈起始部に誘導（図 2a）
③マイクロガイドワイヤーを用いてマイクロカテーテルを頭蓋内血管に進め，閉塞部を越えたところまでマイクロカテーテルを誘導
④マイクロカテーテル内にステントレトリーバーを進め，血栓のある部位をカバーするようにステントを展開（図 2b）
⑤ガイディングカテーテル先端のバルーンを拡張し内頸動脈の血流を遮断した状態で，用手吸引をかけながらゆっくりとステントレトリーバーとマイクロカテーテルを引き戻し回収
⑥ステント内に血栓が捕捉されていれば成功！

● 血栓回収デバイスにはステントレトリーバー（Solitaire®，Trevo®，Revive®）以外に吸引型カテーテルシステム（Penumbra System®）もあり，症例に合わせてどちらかを使用したり，両者を併用したりします．

● 症例ごとに時間経過表をつくり，チーム内で時間短縮の意識を共

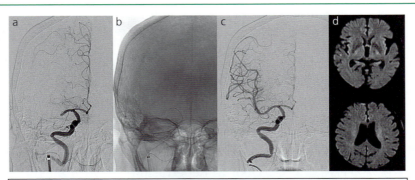

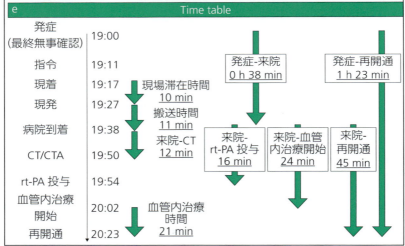

症例：73 歳女性
19:00 料理中に倒れ当院搬送．
右共同偏視，左片麻痺，NIHSS 13．

a：右中大脳動脈 M1 閉塞を確認
b：閉塞部にステントレトリーバーを展開
c：ステントレトリーバー回収後，再開通を確認
d：翌日 MRI 拡散強調画像　梗塞巣はごくわずか
e：本例の時間経過表
（当院では再開通治療を行った全例にこのような経過表を記録している）

術直後より症状は劇的改善．来院時認めた心房細動に対して抗凝固薬を導入し，無症状で入院 11 日目に自宅退院（NIHSS 0，mRS 0）．

図 2　ステントレトリーバーを用いた血栓回収治療例

有することが大切です（図 2e）.

◆ 今後の展望

● 今後はより多くの患者さんがこの治療の恩恵を受けるために，地域特性に応じた血管内治療の集約化を目指した医療体制構築や，脳血管内治療を実施する医師の養成が必要になります.

Take Home Message

▶ 急性期脳梗塞は再開通までの時間短縮とチーム医療が何より重要！

Column　神経内科医が血管内治療を行うこと

- この本を読んでいる皆さんのなかにも，「自分で脳血管内治療をしてみたい！」と思っている方はいるのではないでしょうか？
- 今後ますます虚血性脳卒中に対する血管内治療の社会的需要は増えるでしょう．脳卒中患者さんの初期診療に携わり，神経症状と画像所見のミスマッチをみきわめ，治療適応を正確に判断できる神経内科医が血管内治療に携わっていくことは，必然的な時代の流れといえます.
- 2018 年現在，脳神経血管内治療学会認定の専門医資格を持つ神経内科医は全国で 100 名います．ご存知の通りわが国の脳血管内治療専門医はほとんどが脳神経外科医であり，神経内科医の割合はわずか 7.1％です．その分布も偏っており，全国で 18 の都道府県には脳血管内治療専門医を持つ神経内科医がいません．しかしこれからは同じ脳卒中治療チームの一員として，神経内科医も積極的に血管内治療に関わっていくことが求められます.

- 若い先生を指導する立場の先生方には，ぜひ神経内科医が脳血管内治療に携わることを理解し，支援してあげてほしいと思います．

【文献】
1) Goyal M et al. Lancet. 2016; **387**: 1723-31
2) Nogueira RG et al. N Engl J Med. 2018; **378**: 11-21
3) Albers GW et al. N Engl J Med. 2018; **378**: 708-18
4) Saver JL et al. JAMA. 2016; **316**: 1279-88

26 ワルファリンか DOAC か?

[非弁膜症性心房細動による脳塞栓]

◆ 結論から先に

- 非弁膜症性心房細動（non-valvular atrial fibrillation：NVAF）を合併した脳梗塞の予防には，抗凝固療法が必須です．
- 可能な限り直接経口抗凝固薬（direct oral anticoagulant：DOAC）を考慮し，年齢，体重，腎機能をよくみきわめ，常用量が使える薬剤を選択します．
- DOAC をワルファリンより優先する理由は，脳卒中予防という有効性のみならず，大出血が半減するという安全性でも優れる傾向があり，全死亡率も有意に低下するからです[1]．

◆ そもそも DOAC とワルファリンの違いは？

- DOAC は標的とする凝固因子の違いから 2 種類に大別され，

> - 直接トロンビン阻害薬：ダビガトラン（プラザキサ®）
> - 第Xa 因子阻害薬：リバーロキサバン（イグザレルト®），アピキサバン（エリキュース®），エドキサバン（リクシアナ®）

があります．いずれも NVAF の脳卒中予防を目的にグローバル大規模臨床試験が行われ，NVAF の脳卒中予防に対する保険適用が認められています．
- ワルファリンはビタミン K 拮抗薬であり，肝臓でのビタミン K 依存性凝固因子（第Ⅱ，Ⅶ，Ⅸ，Ⅹ因子）の産生を抑制することで効果を発揮します．内服から効果発現までに数日を要し，中断

後もすぐには効果が消失しません．また導入初期にはプロテインC，Sなど凝固阻止因子が先に消失し，一時的に血栓塞栓症が増えてしまいます．

● これに対しDOACはトロンビン（第Ⅱa因子）あるいは第Xa因子の活性部位に直接働きかけ，その作用を阻害します．投与当日から効果を発現し，服薬をやめれば直ちに効果を失います．薬効の個人差，食物や併用薬との相互作用が少なく，安定した効果を発揮するため固定用量で投与可能です．

● NVAFを対象とした大規模臨床試験（RE-LY，ROCKET AF，ARISTOTLE，ENGAGE AF）のメタ解析で，**DOAC全体としてワルファリンより有効性，安全性に優れる**ことが示されています．その主な理由は，

- 出血性脳卒中の抑制
- 頭蓋内出血の抑制

です．脳に豊富に存在し頭蓋内出血から防御している第Ⅶ因子が，ワルファリンで低下するのに対し，DOACでは低下しないためです．

◆ 心原性脳塞栓症の二次予防にはどちらが有用？

● 日本の診療実態に合わせたDOACの脳卒中二次予防（サブ解析）の成績をまとめてみました（**表1**）[2-5]．脳卒中あるいは全身塞栓症の発症率はワルファリンと有意差はありません．また，安全性についてもDOACの大出血はワルファリンと同等あるいは少ないという結果です．

● グローバル試験（RE-LY，ROCKET AF，ARISTOTLE，ENGAGE AF）のメタ解析も，有効性はワルファリンと比較して相対危険度0.86（95％信頼区間0.66-0.91），安全性（大出血発症率）0.89

表1 DOACの主な臨床試験における脳卒中二次予防の成績

薬剤	RE-LY			J-ROCKET AF		ARISTOTLE		ENGAGE AF	
	ダビガトラン 220 mg	ダビガトラン 300 mg	ワルファリン	リバーロキサバン 15 mg	ワルファリン	アピキサバン 10 mg	ワルファリン	エドキサバン 60 mg	ワルファリン
症例数	1,233	1,195	1,195	408	405	1,694	1,742	1,976	1,991
イベント (%/年)									
脳卒中/全身塞栓症	2.32	2.07	2.78	1.66	3.25	2.46	3.24	2.44	2.85
ハザード比 (95%信頼区間)	0.84 (0.58-1.20)	0.75 (0.52-1.08)	—	0.51 (0.23-1.14)	—	0.76 (0.56-1.03)	—	0.86 (0.67-1.09)	—
虚血性脳卒中	2.19	1.75	1.75	1.10	2.48	1.92	2.23	2.04	2.13
出血性脳卒中	0.08	0.20	0.77	—	—	0.40	1.00	0.31	0.59
大出血	2.74	4.15	4.15	2.40	3.85	2.84	3.91	3.25	3.86
頭蓋内出血	0.25	0.53	1.28	0.62	1.72	0.55	1.49	0.62	1.09
消化管出血	1.39	2.32	1.41	0.49	2.72	0.66	0.80	—	—
試験全体の CHADS$_2$ スコア (中央値)	2.1			3.3		2.1		2.8	
試験全体に占める 脳卒中/TIA 既往症例	20%			64%		19%		28%	

ダビガトラン (RE-LY), アピキサバン (ARISTOTLE) についてはグローバル試験の全体成績. リバーロキサバンについては日本独自用量 (1日 15 mg) で実施された J-ROCKET AF 試験, エドキサバン (ENGAGE AF) については保険収載用量 (1日 60 mg) の成績のみを示します.

[文献 2-5 より引用・作成]

26 ワルファリンかDOACか? ［非弁膜症性心房細動による脳塞栓］

（0.77-1.02）を示しています．二次予防についても DOAC は有用であると考えらえます．

◆ DOAC をどのように選んでいるか？ ―個人的な経験で言えば

- 脳卒中治療ガイドライン 2015［追補 2017］では，ワルファリンより DOAC を推奨するというコメントのみが記載され，DOAC 間の優劣には触れていません．
- 個人的には，それぞれの薬剤を以下のように評価しています．

a ダビガトラン［1 回 150 mg 1 日 2 回］

- 虚血性脳卒中の抑制効果において，ワルファリンに勝った唯一の DOAC です．脳梗塞の再発予防として薬剤を考える場合，まずこの薬剤が使えるかを考えます．
- カプセルの剤型が大きく飲みにくいことが欠点です．胃腸障害の頻度が高く，腎機能障害例（クレアチニンクリアランス＜ 30 mL/ 分）は禁忌です．
- 嚥下障害がない軽症例で，管理がしっかりできる場合に，よい適応です．
- 出血事象など迅速な中和が必要な状況で，特異的中和薬であるイダルシズマブ（プリズバインド®）が使用できることも有利なポイントです．

b ダビガトラン［1 回 110 mg 1 日 2 回］

- 他の DOAC と異なり，低用量でのしっかりとしたエビデンスを持つ薬剤です．ワルファリンと比較し，同等の効果があり，安全性に優れることが示されています．
- 適正使用ガイドでは，中糖度の腎障害（クレアチニンクリアランス 30 〜 50 mL/ 分），P-糖タンパク阻害薬の併用，70 歳以上，消化管出血の既往を有する場合に，110 mg 1 日 2 回を考慮するよ

う記載されています.

- 他の第Ⅹa因子阻害薬における減量基準に合致し，どうしても低用量しか使用できない状況であれば，低用量エビデンスを有する本剤はよい選択です.
- 服用中に脳梗塞を再発した場合，イダルシズマブでダビガトランの効果を失活させ，アルテプラーゼによる静注血栓溶解療法が実施できます.

c リバーロキサバン［1回15 mg 1日1回］

- 1日1回の服用で済むこと，日本人を対象として日本人専用用量でのエビデンスがあることが本剤を選択する大きな理由です.
- エビデンスの根拠となったROCKET試験には，脳卒中既往例が多く含まれており，二次予防として薬を考える際に役立ちます.
- 錠剤は最も小さく飲みやすいといえます. また，細粒も用意されているため，嚥下障害を有する脳卒中症例には選びやすい薬といえます.
- 冠動脈疾患に対してよいプロファイルを持っており，アテローム硬化病変を合併したNVAF症例にはよい適応と考えられます.
- 減量基準（クレアチニンクリアランス＜50 mL/分）に合致すれば10 mg 1日1回投与としますが，常用量が使えるDOACがあればそちらを優先します.

d アピキサバン［1回5 mg 1日2回］

- ARISTOTLE試験で，ワルファリンと比べて脳卒中と全身塞栓症を有意に低減することが示され，幅広い患者層に対応できる薬剤です.
- DOACのなかで最も腎臓への負荷が少なく，高齢者や低体重例へも使いやすいという特徴があります.
- 年齢80歳以上，体重60 kg以下，クレアチニン値1.5 mg/dL以上の3項目のうち2項目以上を満たす症例では2.5 mg 1日2回投与としますが，常用量が使えるDOACがあればそちらを優先

します.

e エドキサバン [1回60 mg 1日1回]

- 国産のDOACであり，効果と安全性のバランスに優れた薬剤といえます．1日1回の投与でよいことも大きなメリットです．
- 口腔内崩壊錠を有する唯一のDOACです．嚥下障害例への投与や簡易懸濁にも対応できます．
- 体重60 kg以下，クレアチニンクリアランス50 mL/分以下，P-糖タンパク阻害薬（キニジン，ベラパミル，エリスロマイシン，シクロスポリンなど）のいずれかに該当する場合，30 mg 1日1回投与に減量します．
- ENGAGE-AF試験のなかで30 mg 1日1回のデータがあり，低用量使用時の効果と安全性のプロファイルが確認できています．

f ワルファリン

- プロトロンビン時間の国際標準化（prothrombin time-international normalize ratio：PT-INR）によって用量を調節し，効果と安全性のバランスを保ちます．
- 原則INR 2.0～3.0に維持し，70歳以上のNVAF患者さんではINR 1.6～2.6が推奨されます．出血合併症はINR 2.6を超えると急増します．
- 脳梗塞後遺症によって，経管栄養を長期に考慮せざるを得ない患者さんでは散剤を活用してワルファリンを選択します．高価なDOACを粉砕して使用することは避けます．価格を含め医療経済を考えての判断です．
- NVAFを合併した頸動脈高度狭窄など，脳梗塞の原因を複数有する患者さんには，抗血小板薬の代替薬ともなるワルファリン単剤投与を選択します．
- ワルファリン服用中に生じた重篤な出血合併症には，4因子含有濃厚プロトロンビン複合体（ケイセントラ®）が使用可能です．

◆ 急性期にいつから,どのように抗凝固をはじめるか?

- 日本の脳卒中データバンク 2015 では,心原性脳塞栓症の 6.2％が 30 日以内に再発しています.このため,早期からの抗凝固療法が求められます.
- 一般に,出血性梗塞に注意しながら低用量(1 日 10,000 単位程度)のヘパリンを 24 時間持続点滴し,同時にワルファリンを開始し治療域に達した時点でヘパリンを中止します.ヘパリンの急性期投与に科学的根拠はありませんが,ワルファリン開始時の凝固亢進状態を是正することが主目的です.

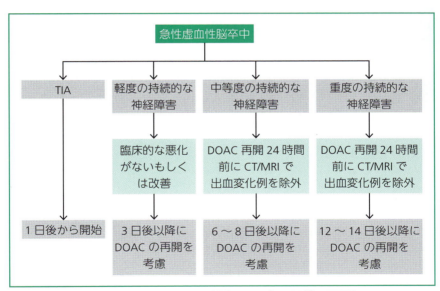

図 1 急性期脳梗塞 /TIA に関する抗凝固両方の開始 / 再開のフローチャート

TIA:transient ischemic attack(一過性脳虚血発作),DOAC(direct oral anticoagulant)
注:原著では NOAC(Non-vitamin K antagonist oral anticoagulant)と表記されていますが,本項で用いた略称に揃え DOAC と記載しました.

[Steffel J. Eur Heart J. 2018 より引用]

- 効果発現の早いDOACは急性期の使用に適するものの，RE-LY，ROCKET AF，ARISTOTLE，ENGAGE-AFに発症7日以内の使用実績はありません．
- 欧州心臓病学会から提示された2018年の実用ガイドで"1-3-6-12 day rule"が示されています．**一過性脳虚血発作では1日後，軽症例では3日後，中等症では6日後の開始が妥当だが，重症例では2週間以内は投与しない**というものです（図1）．
- わが国のSAMURAI-NVAF研究では，欧州ガイドより早期のDOAC開始実態が示されています．また，リバーロキサバンの急性期投与に関する登録研究RELAXEDも実施され，急性期からのDOAC治療の安全性が示されつつあります．

Take Home Message

▶ NVAFによる脳塞栓症の治療には積極的にDOACを用います．

▶ ワルファリンを含めた5つの抗凝固薬は，有効性と安全性のバランスをみきわめてそれぞれの患者さんに最も適したものを選びます．

【文献】
1）Ruff CT et al. Lancet. 2014; **383**: 955-62
2）Diener HC et al. Lancet Neurol. 2010; **9**: 1157-63
3）Tanahashi N et al. J Stroke Cerebrovasc Dis. 2013; **22**: 1317-25
4）Easton JD et al. Lancet Neurol. 2012; **11**: 503-11
5）Rost NS et al. Stroke. 2016; **47**: 2075-82

27 アスピリン？ ２剤併用？

[非心原性脳梗塞]

◆ 結論から先に

- 非心原性脳梗塞の予防における抗血小板療法は，脳梗塞発症リスクと出血リスクのバランスから，一次予防と再発予防を別々に考える必要があります．

- 非心原性脳梗塞の一次予防においてアスピリンの有効性を示したエビデンスはありません．脳卒中を含む心血管疾患の一次予防において，**高齢者では低用量アスピリンによる発症予防効果は少なく，大出血の危険性が明らかに増加する**ため，アスピリンの使用は慎重に行う必要があります．

- 非心原性脳梗塞や一過性脳虚血発作（transient ischemic attack：TIA）の早期再発予防には，アスピリンとクロピドグレルを用いた抗血小板薬２剤併用療法（dual antiplatelet therapy：DAPT）を発症早期に開始することが重要です．一方で，長期間のDAPTは出血リスクを増加させるため，**脳梗塞の発症から１ヵ月以内には抗血小板薬を減量し，単剤で継続する**ことが勧められます．

◆ なぜ考え方が変わったか？
〜一次予防におけるアスピリン投与〜

- 非心原性脳梗塞や虚血性心疾患の再発予防や，心血管疾患のハイリスク例における一次予防にはアスピリン投与が勧められるため，高齢者や糖尿病患者では広く用いられてきました．

- 日本の『脳卒中治療ガイドライン，2021』[1)]では，「無症候性脳梗塞に対して，一律での抗血小板療法は勧められない（推奨度D エ

179

ビデンスレベル低）」と記載される一方で，「無症候性脳主幹動脈狭窄ならびに閉塞病変に対しては，他の心血管疾患の併存や出血性合併症のリスクなどを総合的に評価したうえで，必要に応じて抗血小板療法を行うことを考慮してもよい（推奨度 C エビデンスレベル低）」とされています．

● アスピリンの長期投与は消化管出血や脳出血などを含む大出血の危険性が高まる可能性があり，特に高齢者では出血リスクが心血管疾患の発症予防効果を上回ることが懸念されます．

◆ この臨床試験がブレークスルー ～一次予防におけるアスピリン投与～

● 2014 年に，高血圧・糖尿病・脂質異常症のいずれか 1 つ以上のリスク因子を有する 60 ～ 85 歳の日本人を対象として，心血管疾患の一次予防効果をアスピリン 100 mg/ 日投与と非投与で比較した Japanese Primary Prevention Project（JPPP）[2] の結果が発表され，アスピリンの有効性は示されませんでした．脳卒中の一次予防効果に関するサブ解析でも，脳梗塞または TIA の発症が減る傾向にあるものの，脳出血が増える傾向にあり，全体として有効性は認められていません[3]．

● さらに 2018 年には，健康な高齢者を対象とした Aspirin in Reducing Events in the Elderly（ASPREE）試験[4] や，糖尿病患者を対象とした A Study of Cardiovascular Events in Diabetes（ASCEND）試験[5] などの大規模なランダム化比較試験の結果が報告され，いずれもアスピリンによる脳梗塞の一次予防効果は認められませんでした．

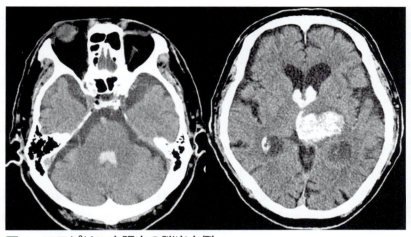

図1　アスピリン内服中の脳出血例

84歳男性．高血圧，糖尿病があり，降圧薬，血糖降下薬，アスピリン100 mgを内服していました．心血管疾患の既往はありません．普段の自宅血圧は140〜150 mmHg程度でした．某日起床後，洗顔中に突然の右麻痺と意識障害を発症し，当院に救急搬送されました．頭部CTで左視床に脳室内穿破を伴う脳出血を認め，血腫は第四脳室まで達していました．保存的治療とリハビリテーションを行いましたが，3ヵ月後の転帰は寝たきりでした．

◆ 一次予防は具体的にどうするか？

- 糖尿病を有する高齢者において，心血管疾患の一次予防目的にアスピリンを投与中，脳出血を発症して搬送される患者さんをしばしば経験します（図1）．
- 抗血小板薬投与中に十分な降圧療法が行われていないと，脳出血の危険性が高くなります．抗血栓薬を投与されている日本人では，血圧を130/80 mmHg未満にコントロールすることで，脳出血のリスクが軽減する可能性があります[6]．

◆ なぜ考え方が変わったか？
〜再発予防における抗血小板療法〜

- 非心原性脳梗塞の再発予防には，アスピリン75〜150 mg/日，

クロピドグレル 75 mg/ 日，シロスタゾール 200 mg/ 日の投与が勧められますが，再発リスクのさらなる抑制を目的として，DAPT の有効性を確認するための臨床試験が行われてきました.

- しかし，7つのランダム化比較試験のメタ解析において，非心原性脳梗塞の再発予防における 1 年以上の長期間にわたる DAPT は，抗血小板薬単剤療法に比べて脳梗塞再発抑制効果に有意差がなく，脳出血リスクはアスピリン単独療法と同等で，クロピドグレル単独療法よりも増加することが明らかになりました[7].

- 一方で，非心原性脳梗塞または TIA 症例に対する発症 3 ヵ月以内の DAPT（アスピリンとクロピドグレル）は，単剤療法に比較して脳卒中再発率を有意に減少させ，脳出血や重篤な出血性合併症は増加しませんでした[8].

- また，軽症の非心原性脳梗塞や TIA では，特に発症早期の再発率が高いことが知られており，この時期における DAPT の有効性が期待されていました.

◆ この臨床試験がブレークスルー ～再発予防における抗血小板療法～

- 2013 年に発表された Clopidogrel in High-risk patients with Acute Nondisabling Cerebrovascular Event（CHANCE）試験[9]では，発症 24 時間以内の TIA もしくは軽症脳梗塞（NIHSS ≦ 3）の患者において，アスピリンとクロピドグレルによる DAPT がアスピリン単独療法に比べて，90 日以内の脳卒中（脳梗塞＋脳出血）の発症を有意に減少させ，脳出血のリスクは増加しないことが示されました.

- ただし，早期に血小板凝集能の抑制を得るためにクロピドグレルの初回投与量が 300 mg であったこと，長期間投与での出血リスクを抑制するために DAPT の継続期間が 21 日間であったことが

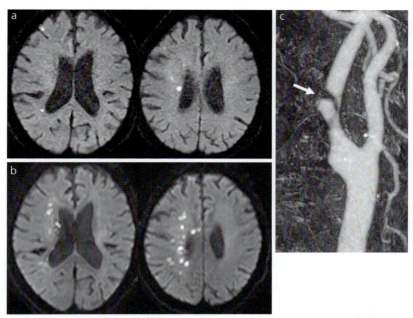

図2 非心原性脳梗塞の早期再発例

89歳男性．一過性の左上肢の異常感覚を主訴に受診．頭部MRI拡散強調画像（DWI）で右大脳半球に散在する急性期脳梗塞を認め（a），アスピリンの投与を開始しました．7日後に左不全片麻痺の増悪と意識障害が出現．頭部MRIで右大脳半球に脳梗塞再発を（b），頸部CTAで右内頸動脈に高度狭窄を認めました（c）．

重要と考えられます．

- 2018年には，発症12時間以内の軽症脳梗塞（NIHSS ≦ 3）もしくはTIA患者を対象としたPlatelet-Oriented Inhibition in New TIA and minor ischemic stroke（POINT）試験[10]の結果が発表され，やはりアスピリンとクロピドグレルによるDAPTはアスピリン単独療法に比して90日以内の脳梗塞再発リスクを低下させましたが，DAPTの継続期間が90日間であったため大出血リスクは増加していました．
- メタ解析では，DAPTによる脳梗塞再発予防効果は3ヵ月未満で有意でしたが，大出血のリスクは1ヵ月以上の併用で有意に上昇していました．

◆ 再発予防は具体的にどうするか？

- TIA の急性期にアスピリン単剤のみが処方され，早期に脳梗塞が再発して症状の悪化をきたす非心原性脳梗塞例を経験することがあります（図2）.
- TIA や軽症脳梗塞のなかでも，特に頸動脈や頭蓋内動脈の高度狭窄が原因と考えられるアテローム血栓性脳梗塞では，できるだけ早期にアスピリン（160〜300 mg/ 日）とクロピドグレル（初回投与量 300 mg，維持量 75 mg/ 日）の DAPT を開始する必要があります.

▐▐▐ Take Home Message

- ▶高齢者における脳梗塞一次予防のために，不用意にアスピリンを投与すべきではありません.
- ▶アスピリンを投与する場合は，十分な降圧療法を.
- ▶非心原性脳梗塞や TIA の再発予防では，急性期に限定した DAPT が重要です.

【文献】
1) 日本脳卒中学会脳卒中ガイドライン委員会（編）. 脳卒中治療ガイドライン 2021. 2021
2) Ikeda Y et al. JAMA. 2014; **312**: 2510-20
3) Uchiyama S et al. Stroke. 2016; **47**: 1605-11
4) McNeil JJ et al. N Engl J Med. 2018; **379**: 1509-18
5) Group ASC et al. N Engl J Med. 2018; **379**: 1529-39
6) Toyoda K et al. Stroke. 2010; **41**: 1440-4
7) Lee M et al. Ann Intern Med. 2013; **159**: 463-70
8) Zhang Q et al. Cerebrovasc Dis. 2015; **39**: 13-22
9) Wang Y et al. N Engl J Med. 2013; **369**: 11-9
10) Johnston SC et al. N Engl J Med. 2018; **379**: 215-25

28 再発予防だけでは不十分

[多発性硬化症]

◆ 結論から先に

- 多発性硬化症（multiple sclerosis：MS）の治療目標は，**「再発がない」**，**「MRI で変化がない」**，**「身体障害の進行がない」** を満たすことです．これを no evidence of disease activities［NEDA（ニーダ）］といいます（図1）．これに **「脳萎縮の進行がない」** を加えて NEDA-4 も提唱されています．
- つまり「再発がない」だけでは不十分で，これのみを指標に治療を継続すると長期予後不良になる可能性もあります．

◆ 具体的にどうするか？

- NEDA の3要素，すなわち「再発がない」「MRI で変化がない」「身体障害の進行がない」ことを確認しながら診療を進めることが重要です．
- 「再発がない」について，患者申告や神経学的診察によりこれを確認することは旧来の考え方と同様です．

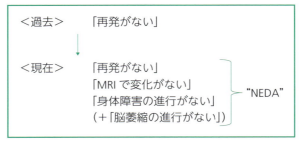

図1　多発性硬化症の治療目標

- 「MRI で変化がない」については，再発の有無にかかわらず最低 1 年に 1 回は頭部 MRI を撮影し，従前のものと変化がないことを確認します．ただし MS 専門家は半年ごとの頭部 MRI を推奨しています．ここでいう変化がないというのは T2 病変（T2 強調画像で高信号となる MS 病変）とガドリニウム（gadolinium：Gd）造影病変という 2 種に変化（増加）がないという意味です．
  したがって，造影 MRI を撮影することが理想的ですが，昨今 Gd の小脳歯状核への蓄積性などが問題視されていますので，単純 MRI でもやむを得ないと考えます．
- 「身体障害の進行がない」ことは，最低 6 ヵ月ごとに計測した expanded disability status scale（EDSS）で変化がないことを意味しています．EDSS の測定には通常の神経学的診察の他，歩行可能距離の聴取，膀胱直腸障害の確認などが必要です．以上の 3 点を満たすと NEDA の状態にあると考えられ，MS の治療経過としては良好であると判定できます．しかし，NEDA を満たしていても症状が進行する事例もあり，脳萎縮が関与していることが知られています．そこで「脳萎縮の進行がない」ことを併せて，NEDA-4（ニーダ・フォー）と呼称します．正確な脳萎縮測定には T1 強調画像で脳を薄切りにして容積を求める必要がありますが，臨床現場でこれを行うことは現実的ではありません．
- MS の脳萎縮のなかでも，神経学的予後との相関性が高いものに視床萎縮があげられます．視床が萎縮すると第三脳室が拡大し，これは通常の体軸断面で撮影した T2 強調画像などで容易に変化を追跡することができます．したがって，臨床現場では

> 第三脳室幅が拡大していないか
> （＝脳萎縮が進行していないか）

を追跡することをお勧めします．

◆ なぜ考え方が変わったか？

● 1993 年にインターフェロン β（IFN β）が MS の病態修飾薬（disease-modifying drugs：DMD）として誕生してから，MS の長期予後を改善するには何が重要なのか解析が続けられてきました．再発寛解型 MS では，再発回数が多いほうが予後不良です．したがって再発予防こそが MS の予後を改善すると信じられてきましたが，MS における累積再発数と長期予後を検討した論文[1]において，再発回数が予後と相関しないことが示されました（厳密には，MS 発症から最初の 2 年間の再発回数のみ，予後と相関性があります）．

● さらに IFN β 治療を 15 年間受けた患者さんの後方視的解析により，再発だけではなく頭部 MRI での変化が予後と相関していることが指摘されました[2]．以上のような変遷を受け，MS の治療目標は次第に再発予防から NEDA へと昇華しました．

● 進行期 MS 患者さんにしばしば脳萎縮が認められることは知られていましたが，それが注目されるようになったのは，2010 年になってからです[3]．MS 疑いの状態にある clinically isolated syndrome（CIS）の患者さんにおいても，二次性進行型 MS においても，脳萎縮の進行率は有意差がないことが明らかになりました．すなわち「再発」とは独立して脳萎縮が生じていることが示されました．その数年後には，脳萎縮の程度は MS の長期予後（身体障害）に相関していることが示され，NEDA の概念は NEDA-4 の概念へ発展することとなりました．

● ただし，NEDA や NEDA-4 は MS 治療目標の最大公約数としてはよいのですが，現在使用可能な DMD でこれらを達成するのは容易ではなく，そのため現実的目標としては不適当であるとの見解もあります．

● たとえば，ハーバード大学関連で行った 200 名余りの MS 患者さ

表1 リオスコア

	0点	1点
1. MRI 基準	2個以下の活動性病変※	3個以上の活動性病変※
2. 再発基準	再発なし	再発あり
3. EDSS 基準	右記以外	1点以上かつ6ヵ月以上の EDSS 悪化あり

※活動性病変とは新規ないし拡大する T2 病変か Gd 造影病変を示す.
リオスコアは各基準の点数を合算して算出する（0〜3点）.

[文献5)より引用]

んを対象としたコホート研究では，MS 専門家の治療を受けていても，1年後の NEDA 維持率は50%を下回り，3年後には20%程度，7年では8%程度に過ぎませんでした[4]．NEDA-4 ではさらにこの維持率は低下すると考えられます．NEDA/NEDA-4 を求めるがあまり，副作用を度外視して強力な DMD へシフトする潮流を作為的に生み出し，結果的に多くの MS 患者さんの不利益にならないかとの心配もあります.

● 逆に長期予後を予測するための因子を解析した結果では，NEDA よりも甘い基準であるリオスコアが有用であるとの報告[5]もなされています（表1）.

● たとえば，IFN β 開始後1年間の疾患活動性において，①年間2個までの MRI 活動性の場合，臨床的再発かつ身体障害度（EDSS）の悪化がある場合，②年間3個以上の MRI 活動性の場合，臨床的再発または EDSS の悪化がある場合，はいずれもリオスコアが2点以上となり長期予後不良と判断します．すなわち，長期予後に確実な影響をもたらさないのであれば，ある程度の活動性は看過する判断基準であります.

● 臨床実地においては，NEDA/NEDA-4 の維持が至適であることを意識しつつも，現実的にはリオスコアが2点以上にならないように務めるというのが実際的であると考えられます．あるいはま

表2　多発性硬化症の予後不良因子

- 男　性
- 高齢発症（31 歳以上）
- frequent early relapsers（発病後 2 年以内に 3 回以上再発）
- 錐体路 / 小脳 / 膀胱直腸系での再発
- 初発時の不完全寛解
- 早期からの認知機能低下

た疫学的に知られた予後不良因子（**表 2**）を有する患者はできるだけ NEDA/NEDA-4 を求め，そうでない場合はリオスコアを基準に考えるのが妥当と思われます．

◆ 個人的な経験で言えば

- MS 治療のゴールは，

患者さんの ADL を可能な限り長く（できれば一生涯）守り，QOL を維持すること

であり，NEDA/NEDA-4 にしてもリオスコアにしても，それ自体がゴールではなく，現状の治療が長期予後という観点から妥当なのかを判断する目安に過ぎません．

- いずれのスコアでも再発の有無や MRI での変化に加えて，EDSS の悪化があるか否かが重要ですが，前二者が比較的容易に判定できるのに対し，EDSS の正確な評価方法は必ずしも周知されていません．そのため，たった 6 種類しか DMD がない現状においても MS 専門家と非専門家で患者の予後に差が出るとすれば，不慣れな EDSS 評価の結果としてその悪化を見逃した場合に生じるのかも知れません．
- 個人的な経験として，MS の歩行障害はしばしば失調により生じており，その多くは体幹失調であることから，**継ぎ足歩行**

（tandem gait）の評価が重要です．事実，EDSS の評価において継ぎ足歩行の可否は大きな影響を与える項目です．MS 非専門家の先生方も，ぜひ継ぎ足歩行を評価いただき，悪化する場合は DMD の変更や MS 専門家の紹介を検討いただくことをお勧めします．

◆ こんな患者さんがいました

症例

　30 歳代で MS を発症された男性患者さん．IFN β 療法を続け，大きな再発はなく，新たな T2 病変や Gd 造影病変の出現はなく落ちついていました．ただ，少しずつ継ぎ足歩行ができなくなり，本人の自覚は乏しいものの，EDSS は悪化しました．改めて MRI を診ると，びまん性の脳萎縮が進行しており，特に視床萎縮による第三脳室拡大が顕著でした．

　予後不良因子（男性かつ高齢発症）を有する患者さんであり，リオスコアは 1 点ながらも，EDSS の悪化が認められるため，NEDA-4 を目指すべきと判断し，フィンゴリモドに薬剤変更としました．その後脳萎縮の進行は抑制され，再発は引き続きなく，EDSS は若干改善した後，安定した経過となっています．

Take Home Message

▶ MS治療の目標は長期予後改善です．再発がない状態を目指すのは当たり前として，MRIとEDSS評価により使用中のDMDが適切かを見極めることが重要です．医師の選んだDMDにより患者の長期予後が大きく変化することを忘れてはなりません．

【文献】
1）Scalfari A et al. Brain. 2010; **133**: 1914-29
2）Bermel RA et al. Ann Neurol. 2013; **73**: 95-103
3）De Stefano N et al. Neurology. 2010; **74**: 1868-76
4）Rotstein DL et al. JAMA Neurol. 2015; **72**: 152-8
5）Rio J et al. Mult Scler. 2018; **24**: 322-30

29 非ヘルペス性辺縁系
脳炎ってナニ？

[髄膜炎・脳炎]

◆ 結論から先に

- ヘルペス脳炎の早期診断と早期治療の重要性に対する認識のもと，ヘルペス脳炎が否定された辺縁系脳炎として非ヘルペス性辺縁系脳炎という概念ができました．
- 非ヘルペス性辺縁系脳炎の原因として単純ヘルペスウイルス（herpes simplex virus：HSV）以外のウイルス，傍腫瘍性辺縁系脳炎，自己免疫性脳炎，膠原病，中枢神経血管炎などがあります．
- 近年，抗 NMDA 受容体脳炎や抗 LGI1 抗体陽性脳炎など新しい自己免疫性脳炎が発見され話題にのぼっています．

◆ そもそも髄膜炎と脳炎はどう違う？

- 髄膜炎は脳の表面を被う脳軟膜とくも膜の炎症です．臨床症状では発熱，頭痛，嘔気，嘔吐を，神経学的所見では項部硬直や Kernig 徴候など髄膜刺激徴候を認めます．ウイルス，細菌性，結核菌，真菌（クリプトコッカス）などが髄膜炎の原因となります．
- 炎症の主座が髄膜よりも脳実質にある場合を脳炎と呼びます．けいれん，精神症状（言動および行動異常），認知機能障害，脳神経麻痺，運動麻痺などの神経巣症状が出現します．原因としてウイルス性脳炎，急性散在性脳脊髄炎など脱髄疾患，膠原病や自己免疫性脳炎があります．

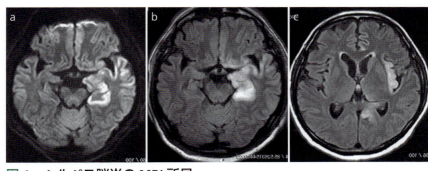

図1　ヘルペス脳炎のMRI所見
側頭葉内側，海馬，島回皮質の高信号を認めます（a：DWI，b，c：FLAIR画像）．

◆ ヘルペス脳炎とは？

- 単純ヘルペスウイルスによって引き起こされる脳炎であり，成人における急性ウイルス性脳炎のなかで頻度が最も高く，起因ウイルスが判明したウイルス性脳炎の約半数を占めます．
- ヘルペス脳炎の好発部位は側頭葉内側にある海馬や扁桃体で，これらは大脳辺縁系を構成する重要部分です．そのため，脳炎により大脳辺縁系が障害されると，記憶障害，けいれん，精神症状，意識障害といった症状が出現します．
- 検査所見としてMRIでは側頭葉内側面に高頻度に病変が認められます（図1）．確定診断には髄液を用いた高感度PCR法でHSV DNAが検出されることが必要です．
- ヘルペス脳炎には抗ウイルス薬（アシクロビル）が有効ですが，抗ウイルス薬治療開始の遅れは重度後遺症や致死的転帰を招くため，臨床症状と検査所見からヘルペス脳炎が疑われれば速やかに抗ウイルス薬を開始する必要があります[1]．

◆ 辺縁系脳炎とは？

● 臨床症状から大脳辺縁系の障害が示唆されたり，MRI 画像所見から側頭葉内側の病変がみられる脳炎は，その病変部位から辺縁系脳炎と呼ばれます．ヘルペス脳炎が辺縁系脳炎の代表疾患になります．

● ヘルペス脳炎以外に抗 Hu 抗体（肺がん）や抗 Ma2 抗体（睾丸腫瘍）などの抗神経抗体が関与する傍腫瘍性辺縁系脳炎がありますが，まれな疾患です．

● 1990 年代以降，ヘルペス脳炎さらに傍腫瘍性辺縁系脳炎も否定される辺縁系脳炎が一定の割合で存在することが明らかになり，この一群の疾患に対して非ヘルペス性辺縁系脳炎の用語が使われるようになりました．

◆ 非ヘルペス性辺縁系脳炎の原因は？

● MRI 検査または臨床症状から辺縁系脳炎を呈し，ヘルペス脳炎が除外されれば非ヘルペス性辺縁系脳炎と診断することができます．ただし非ヘルペス性辺縁系脳炎は疾患名というより概念であり，表1 にまとめたような原因があげられます．

◆ 自己免疫性脳炎とは？

● 自己免疫機序によって生じる脳炎を自己免疫性脳炎と呼びますので，その意味においては，表1 の感染性脳炎以外のものは傍腫瘍性辺縁系脳炎，膠原病・中枢神経血管炎，橋本脳症を含めて自己免疫性脳炎ということになります．

● 2000 年代後半以降，抗 NMDA 受容体抗体，抗 LGI1 抗体，抗 AMPA 受容体抗体などの抗神経抗体が次々と同定され，これら

表1 非ヘルペス性辺縁系脳炎の原因

	原因や関連する抗体など
感染性脳炎	帯状疱疹ウイルス，HHV-6，エンテロウイルス，梅毒など
傍腫瘍性辺縁系脳炎	細胞内抗体：抗 Hu 抗体，抗 Ma2 抗体，抗 CV2/CRMP5 抗体，抗 amphiphysin 抗体
自己免疫性脳炎	細胞表面・シナプスタンパクに対する抗体：抗 NMDA 受容体抗体，抗 LGI1 抗体，抗 AMPA 受容体抗体，抗 GABA_B 受容体抗体 細胞内抗体：抗 GAD 抗体
膠原病・血管炎	全身性エリテマトーデス，中枢神経血管炎
橋本脳症	抗 NAE 抗体

新規の抗神経抗体を示す疾患を自己免疫性脳炎の代表としてとらえるようになってきています[2]．

● 傍腫瘍性辺縁系脳炎に認められる抗 Hu 抗体や抗 Ma2 抗体が細胞内抗原に対する抗体であるのに対し，抗 NMDA 受容体抗体や抗 LGI1 抗体など新規の抗体は神経細胞表面に発現する受容体やシナプスに関連する細胞質タンパクを認識します．

● この新規の抗体に関連した自己免疫性脳炎のなかでは，抗 NMDA 受容体脳炎の頻度が最も高く，抗 LGI1 抗体陽性脳炎が続きます．これらの自己免疫性脳炎の多くは腫瘍とは無関係です（表2）．

● 抗 NMDA 受容体脳炎は若年女性に好発し，遷延化・重症化することが多いですが，緩徐に回復することが多いのも特徴です．

◆ 急性脳炎の原因別頻度からみる鑑別のポイント

● 多施設 203 名の脳炎患者の原因を解析した英国からの報告では，感染性脳炎 42％（単純ヘルペスウイルス 19％，帯状疱疹ウイル

表2 新規抗体に関連した自己免疫性脳炎

	NMDA受容体	LGI1	AMPA受容体	GABA_B受容体	GAD
年齢(中央値)	0.6〜85 (21)	30〜80 (60)	38〜87 (60)	24〜75 (62)	若年
性別	女性80%	男性65%	女性90%	男性＝女性	女性優位
症状	精神症状，行動異常，けいれん，不随意運動，無反応	記憶障害，けいれん	記憶障害	記憶障害，けいれん	けいれん，記憶障害
腫瘍合併	40%(卵巣奇形腫)	10%(肺がん，胸腺腫)	60%(小細胞肺がん)	50%(肺がん，乳がん,胸腺腫)	まれ
予後	比較的良好 再発10〜20%	良好	再発50%	不良	亜急性〜慢性

ス5％），自己免疫性脳炎21％（抗NMDA受容体脳炎4％，抗LGI1抗体陽性脳炎3％），原因不明37％でした[3]．

● また，米国での198名の脳炎患者の解析では，ウイルス性脳炎48％（単純ヘルペスウイルス19％，帯状疱疹ウイルス11％，ウエストナイルウイルス9％），自己免疫性脳炎22％，原因不明30％でした[4]．

● 以上の報告からは，急性脳炎・辺縁系脳炎の鑑別疾患として一番目にヘルペス脳炎，その次に帯状疱疹ウイルスによる脳炎，そして抗NMDA受容体脳炎などの自己免疫性脳炎を考慮する必要があることが示唆されます．

Take Home Message

▶ 診療アルゴリズムとして，臨床症状や検査所見から急性脳炎・辺縁系脳炎が考えられた場合は，原因として頻度の高いヘルペス脳炎を想定し，直ちに抗ウイルス薬治療を開始し，確定および鑑別診断のための PCR 法による HSV DNA を含めた検査を進めます．

▶ ヘルペス脳炎が除外されれば非ヘルペス性辺縁系脳炎ということになりますが，原因としてヘルペス脳炎以外のウイルス性脳炎や自己免疫性脳炎を考慮して，ウイルス学的検査，抗神経抗体の検索，ステロイド薬など免疫治療を計画します．

▶ 非ヘルペス性辺縁系脳炎は一つの概念ですが，今後さらに自己免疫性脳炎の詳細が解明されると，より具体的な疾患名に置き換わっていくものと考えられます．

【文献】
1) 中嶋秀人．単純ヘルペス脳炎．今日の治療指針 2017—私はこう治療している．福井次矢ほか（編）．2017；医学書院，東京，p.905-906
2) Graus F et al: Lancet Neurol. 2016; **15**: 391-404
3) Granerod J et al: Lancet Infect Dis. 2010; **10**: 835-44
4) Singh TD et al: Neurology. 2015; **84**: 359-66

30 下手になるプロ!?

[職業性ジストニア]

◆ 結論から先に

- 職業性ジストニアは同じ動作を繰り返すことが発症のきっかけとなる動作特異性ジストニアの一種です．書痙や音楽家のジストニア，スポーツ選手のイップスの一部もこれに含まれます．
- 放置していると症状が重症化したり，他の身体部位に広がることもあるため，職業性ジストニアが疑われた場合は，早目に専門医の診察を検討します．

◆ そもそもジストニアとは？

- 骨格筋が不随意に異常に収縮する状態で，持続のやや長い収縮や間欠的な収縮が特徴です[1]．
- 後天性，特発性（原因不明）以外にも，ジストニアを発症する遺伝子異常は多く報告されています．
- ジストニア運動は症例ごとにパターンがあり（定型的），ねじれ運動，振戦様などであるとされています．
- 身体の特定の部位に軽く触れるなどにより，症状が軽快したり消失することがあります（**感覚トリック**）．
- 成人以降に発症するジストニアで局所性または分節性（隣接する2つ以上の部位が罹患）の代表的なものを以下にあげます．

> - 痙性斜頸
> - 眼瞼けいれん
> - 動作特異性ジストニア

◆ 動作特異性ジストニアとは？

- 少なくとも病初期には，特定の動作がトリガーとなって生じるものです．
- 十分にやり込んできた特定の動作が器用にできなくなります．次第に他の動作でも誘発され，さらに，他の身体部位に広がっていくこともあります．
- まれには，動作特異性局所性ジストニアが全身性ジストニアの初期症状のこともあります．

◆ 職業性ジストニアにはどんなものがあるか？

- 職業としての動作が誘因となる動作特異性ジストニアは，職業性ジストニアとも呼ばれます．
- 音楽家，タイピスト，美容師，画家，靴屋，洋服の仕立屋などさまざまな職業で報告があります．職業の継続が困難となる場合もあり，適切な治療介入が必要です．**主な職業性ジストニア**を以下にあげます．

a 字がうまく書けない…〜書痙〜

- 書字の際に手や前腕，あるいは，上腕の筋肉が意図せず収縮するため，円滑に書字ができなくなるものです．
- 書字は努力性となり，筆跡はゆがんで進行すると読めなくなります．
- ジストニアの特徴である定型性や感覚トリックなどがみられる例があります．
- 書字の際にのみ生じるものもあれば，キーボードの操作など書字以外でも出現するものもあります．

b 指が思うように動かない？！〜音楽家のジストニア〜

- 楽器を演奏するときに，手指や手関節，前腕にみられるジストニ

アです.

- ピアノ，バイオリン，ギター，フルート，クラリネット，ホルンなど，さまざまな楽器で報告されています.
- 管楽器の演奏で，口唇や顔面，顎の筋の動きにジストニアがみられることもあります（アンブシュア　ジストニア）.
- 発声時に声帯に不随意運動が生じ，声がうまく出せなくなるけいれん性発声障害は喉頭ジストニアというジストニアの一種ですが，歌手で通常の会話は支障がないにも関わらず，歌唱の際にのみけいれん性発声障害が出現することがあります.

◆ 職業性ジストニアはどう治療する？

- 図1は，おおよそ局所性ジストニアに共通する治療の流れです[2].
- 内服治療では，トリヘキシフェニジル，クロナゼパム，ゾルピデムなどの投薬が試みられますが，一般的に効果は乏しく，また，副作用に注意する必要があります[1].
- ジストニアに対するボツリヌス治療は，日本では，眼瞼けいれん，片側顔面けいれん，痙性斜頸，けいれん性発声障害に保険適用があります．ボツリヌス治療の適用がない疾患では，局所麻酔薬とアルコールを筋肉注射する muscle afferent block（MAB）療法が行われることもあります．いずれの場合も，異常運動の原因となる筋の同定が重要で，代償的に活動している筋に注射すると症状が増悪することがあります．動作の観察に加え，筋電図や超音波検査が有用です.
- 薬物で十分に効果が得られない場合，視床や淡蒼球内節の破壊術や脳深部刺激などの外科的治療を考慮します．リハビリテーションと経頭蓋磁気刺激や経頭蓋直流刺激などの脳刺激を組みあわせると有効であったという研究報告もあります.
- 書痙では，通常，できるだけ書字を減らすことを試みますが，こ

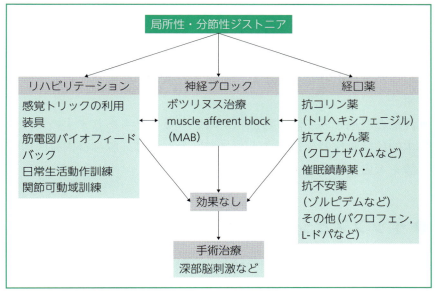

図1　局所性・分節性ジストニアの治療の流れ
局所性，あるいは，分節性ジストニアの一般的な治療の流れ．実際には，個々の症例で適用，効果を判定しながら治療を進めていくことになります．

［文献2より作成］

れだけで改善することは少ないです．ペンの太さや形状，重さを変える，ペンホルダーや指装具を用いるなどの感覚トリックの利用も考えます．筋電図バイオフィードバックが有用であったという報告もあります．
- 音楽家のジストニアにも，まず，演奏の休止や演奏の再教育，装具による感覚トリック，リハビリテーションが行われます．
- 実際の臨床では，個々の患者さんで効果を検証していきながら治療を進めていくことになります．

◆ 専門医受診のタイミング

- 動作特異性ジストニアが疑われた場合には，神経学的所見，動作

の観察（診察室で出現しない場合はビデオなど），表面筋電図検査などで不随意運動を評価します．患者さんによっては，画像・血液検査なども実施し，続発性や心因性，薬剤性ジストニアなどの鑑別診断をします．また，遺伝性の検討が必要な場合もあります．

● 漫然と経過をみていると症状が増悪することもありますので，基本的には動作特異性ジストニアが疑われれば，脳神経内科医の受診を考慮します．

◆ イップスとジストニアの関係

● イップスとはスポーツにおいて，習熟したプレーで，それまで自動的にできていたものが，できなくなった状態を指します．ゴルフ，クリケット，アーチェリー，ダーツ，卓球など，さまざまなスポーツでみられます．日本では，野球での報告も多いです．

● イップスは精神的なストレス下で症状が増悪することが多いため，かつてはもっぱらスポーツに伴う不安に関連すると考えられていました．しかし，動作特異性ジストニアによるイップスも存在すると考えられています．実際には，ジストニアと，ストレスや不安などの精神的な要因が，患者さんごとにさまざまに関与していると思われます[3]．

● ゴルフにおけるイップスの頻度は，諸外国，日本のデータなどから，20 〜 50％程度と考えられています．ちなみに，音楽家のジストニアは音楽家の約 1 〜 2％が経験するとされており，これと比較してゴルファーのイップスの頻度が非常に高いことからも，イップスにはジストニア以外の要因があることが推察されます．

◆ イップスはどう診断し，どう治療する？

- 選手の訴える症状からイップスが疑われた場合，他のジストニアと同様に診断を進めます．イップスは，競技場面以外では神経学的異常を認めないのが一般的であり，異常を認めた場合は，他の原因を考える必要があります．

- イップスの症状は，しばしば進行して競技の継続を断念しなくてはならなくなります．したがって，治療が必要ですが，病態の多様性のため，最適な治療法は症例ごとに検討しなければなりません．

- 練習不足が原因と考え，あるいは指導者から指摘され，うまくいかない動作をやみくもに繰り返すことは，症状の悪化を招く可能性があり，注意が必要です．

- ゴルフのパットでグリップや打ち方を変えることが有効な例があり，感覚トリックや代償手段の獲得といえます．

- リラクゼーションや positive thinking などの認知行動療法も不安の軽減と集中力向上などに有効とされます．

- 投薬の効果は限定的で，過剰に収縮する筋へのボツリヌス治療が有効であったという研究報告もあります．

Take Home Message

- ▶字を書いても歪んでうまく書けない，キーボード入力時にうまく入力できない，楽器を演奏する際に手指や腕がうまく動かない……などは，職業性ジストニアかもしれません．定型性や感覚トリックを確認します．

- ▶イップスはスポーツに伴う不安によるものとされていましたが，精神的要因のみでなくジストニアの関与も考えられ，一部は職業性ジストニアといえるでしょう．

▶いずれにしても，個々の症例に応じて適切な治療介入が必要
です．動作特異性ジストニアが疑われた場合は，早めに専門
医へ紹介しましょう．

Column　動作特異性ジストニアの病態生理

いくつかの病態が想定されています．代表的なものとしては；

- 大脳一次運動野の皮質内抑制の障害
- 特定の動作を実行するのに必要な筋を選択的に活動させ，周辺の筋
は活動しないようにする神経系の周辺抑制というメカニズムの障害
- 反復動作により，通常は，運動の習熟に関連した可塑的な変化が中
枢神経系に生じますが，何らかの要因で不適切な変化が生じ，さら
に症状の悪化を引き起こす maladaptive な変化が反復動作により
引き起こされる
- 書痙や音楽家のジストニアでは，一次感覚野での手指の機能局在が
変化している（病態でなく，ジストニアをきたしやすい背景要因か
もしれません）
- 大脳感覚運動野，大脳基底核，小脳などの脳のネットワークの異常

【文献】
1) 日本神経学会（監修），「ジストニア診療ガイドライン」作成委員会（編）.
ジストニア診療ガイドライン 2018．2018；南江堂，東京
2) Comela CL. Treatment of Dystonia. *in* Parkinson's Disease & Movement
Disorders（Jankovic, J, Tolosa, E eds.）; 2015; Wolters Kluwer, p.320-327
3) Clarke P et al. International Review of Sport and Exercise Psychology.
2016; **8**: 156

31 高齢者の手根管症候群

[全身性アミロイドーシス]

◆ 結論から先に

- 高齢者の手根管症候群の多くが，野生型 ATTR アミロイドの沈着が原因であることが明らかになっています．
- 野生型 ATTR アミロイドーシス（老人性全身性アミロイドーシス）は，心不全や心房細動などの不整脈の原因にもなります．
- 最近，野生型 ATTR アミロイドーシスの心筋症に対する TTR 四量体安定化薬（タファミジス）の有効性が証明され，2019 年に保険適応となりました．
- 高齢者の手根管症候群に対して手根管開放術を実施する場合，手術時に靱帯組織の生検を行いアミロイド沈着の有無を確認する必要があります．

◆ 手根管症候群の昔と今

- 手根管症候群は一般人口の約 3.8％に認められる頻度の高い正中神経の絞扼性ニューロパチーです．
- 手根管症候群を呈する基礎疾患（病態）には，妊娠，肥満，糖尿病，関節リウマチ，サルコイドーシス，化膿性腱鞘炎，結核，全身性エリテマトーデス，甲状腺機能低下症，甲状腺機能亢進症，痛風，アミロイドーシスなどが知られていますが，多くは原因が特定できない特発性です．
- 最近，特発性手根管症候群における野生型 ATTR アミロイドの影響が明らかになった研究があります[1]．手根管開放術を受けた特発性手根管症候群患者さん 100 例の解析で，34％に手根管靱帯

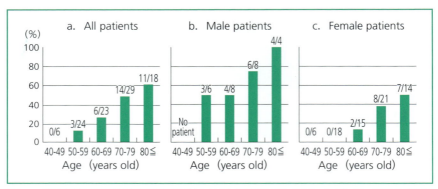

図1 特発性手根管症候群患者における野生型ATTRアミロイド沈着の頻度

[文献1より引用]

への野生型ATTRアミロイドの沈着が認められることが報告されました．特に高齢の男性で野生型ATTRアミロイド沈着の頻度が高いことが明らかになっています（図1）．これにより，野生型ATTRアミロイドーシスが高齢者の手根管症候群の主要な原因であることが明らかになりました[1]．

◆ そもそもアミロイド/アミロイドーシスとは

- アミロイドはコンゴーレッド染色で赤橙色，偏光顕微鏡観察で緑色の複屈折を呈する細胞外沈着物質です．アミロイドはアミロイドのもとになる前駆タンパクにより分類され，ヒトでは36種類のアミロイド前駆タンパクが同定されています．
- アミロイド沈着により臓器障害をきたす疾患がアミロイドーシスで，全身性と限局性があります．

表1 代表的な全身性アミロイドーシス

病型	前駆タンパク	原因	主な症状	疾患修飾療法
野生型ATTRアミロイドーシス（老人性全身性アミロイドーシス）	野生型トランスサイレチン（TTR）	不明（老化と関連）	手根管症候群，心不全，心房細動などの不整脈，脊柱管狭窄症	TTR四量体安定化薬（タファミジス）
遺伝性ATTRアミロイドーシス（家族性アミロイドポリニューロパチー）	変異トランスサイレチン（TTR）	遺伝（TTR遺伝子変異）	多発ニューロパチー，自律神経障害，心不全，心伝導障害・不整脈，下痢，緑内障・硝子体混濁，手根管症候群	肝移植TTR四量体安定化薬（タファミジス）遺伝子治療（パティシラン）
ALアミロイドーシス	免疫グロブリン軽鎖	異常形質細胞の単クローン性増殖（Mタンパク血症）	タンパク症，心不全，不整脈，下痢・下血，多発ニューロパチー，自律神経障害，手根管症候群，肝脾腫	自己末梢血幹細胞移植，骨髄形質細胞を標的とした化学療法（ボルテゾミブ，レナリドミドなど）
AAアミロイドーシス	血清アミドイドA（SAA）	慢性炎症（血清SAAの持続高値）	タンパク尿・腎機能障害，下痢・腹痛・下血，肝腫大，心不全，不整脈	原疾患のコントロール（関節リウマチに対する生物学的製剤など）

- 代表的な全身性アミロイドーシス（表1）：
  ATTRアミロイドーシス（野生型/遺伝性），ALアミロイドーシス，AAアミロイドーシス
- 代表的な限局性アミロイドーシス：
  Aβアミロイドーシスであるアルツハイマー病

- アミロイドーシスは病型により原因，病態，治療法が全く異なります（表1）．
- 遺伝性 ATTR アミロイドーシスや AL アミロイドーシスでも手根管症候群をきたすことがあり，多発ニューロパチーや自律神経障害を高頻度に認めます（表1）．

◆ 野生型 ATTR アミロイドーシス（老人性全身性アミロイドーシス）とは？

- 野生型トランスサイレチン（TTR）が全身臓器に沈着し，手根管症候群，心不全，心房細動などの不整脈などを呈する疾患です．初発症状としては手根管症候群が最も多いことが明らかになっています[2]．
- 剖検例の検討では，80歳以上の 12％〜25％ に心臓への ATTR アミロイドの沈着を認めるとされており[3, 4]，高齢者における common disease ではないかと考えられます．
- これまで有効な疾患修飾療法が存在しなかったため，生前に臨床診断される症例は限られていました．
- 最近，野生型 ATTR アミロイドーシスの心症状に対するタファミジス（ビンダケル®）の有効性が証明されました[5]．

◆ タファミジス（ビンダケル®）はどんな薬？

- ATTR アミロイドの前駆タンパクである TTR は生体内では四量体として存在していますが，TTR がアミロイドを形成するには四量体から単量体への解離が必要です．
- タファミジス（ビンダケル®）は TTR の四量体構造を安定化することにより，ATTR アミロイド形成を阻害する薬です．タファミジス（ビンダケル®）は，TTR 遺伝子変異に起因する遺伝性 ATTR

アミロイドーシス（家族性アミロイドポリニューロパチー）に対する有効性が証明され日本では 2013 年に認可されています．ランダム化比較試験（ATTR-ACT 試験）で野生型 ATTR アミロイドーシスに対する有効性も証明され，2019 年に適応追加されました．

● ATTR-ACT 試験は ATTR 心アミロイドーシス（野生型 76％，遺伝性 24％）の患者さんを対象に，タファミジス群とプラセボ群で 30 ヵ月間経過を追跡した試験です[5]．主要評価項目は，全死亡と心血管関連入院でした．全死亡はタファミジス群で 29.5％，プラセボ群で 42.9％，心血管関連入院はタファミジス群で 0.48/ 年，プラセボ群で 0.70/ 年であり，タファミジス群で有意に主要評価項目のイベント抑制効果が認められました（$p = 0.001$）．

◆ 野生型 ATTR アミロイドーシスはどう診断する？ 図 2

● 手根管症候群患者における野生型 ATTR アミロイドーシスの診断は，手根管開放術の際に靱帯組織の生検を実施して，コンゴーレッド染色することが第一歩です．コンゴーレッド染色でアミロイド陽性であれば，抗 TTR 抗体を用いた免疫染色を行い，ATTR アミロイドであることを証明します．

● ATTR アミロイドーシスであることが確認できたら，TTR 遺伝子検査を実施し，遺伝性（TTR 遺伝子変異あり）であるか野生型（TTR 遺伝子変異なし）であるかを確認します．TTR 遺伝子検査は保険収載されており，外注検査が可能です．

● アミロイドーシスに関する調査研究班（http://amyloidosis-research-committee.jp/consultation/）や日本アミロイドーシス学会（http://www.amyloidosis.jp/links.html）のホームページからアミロイドーシスの診断に関するコンサルテーションを依頼することができます．

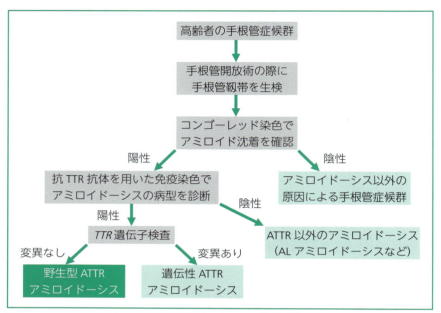

図2 高齢者の手根管症候群患者における野生型ATTRアミロドーシスの診断手順

◆ 野生型ATTRアミロイドーシスはどう治療する？

- 症状が手根管症候群のみであれば手根管開放術などの従来の治療を行います．
- 心アミロイドーシスの所見が認められれば，タファミジスの投与を検討します．

Take Home Message

▶ 高齢者の手根管症候群を見たら，野生型 ATTR アミロイドーシスを疑いましょう．
▶ 野生型 ATTR アミロイドーシスは，高齢者の common disease で治療可能な疾患です．
▶ アミロイドーシスに関する厚生労働省の調査研究班のホームページなどから診断のコンサルトを依頼できます．

【文献】
1) Sekijima Y et al. Hum Pathol. 2011; **42**: 1785-91
2) Nakagawa M et al. Amyloid. 2016; **23**: 58-63
3) Cornwell GG, 3rd et al. J Clin Pathol. 1987; **40**: 226-31
4) Ueda M et al. Mod Pathol. 2011; **24**: 1533-44
5) Maurer MS et al. N Engl J Med. 2018; **379**: 1007-16

32 アル中の意識障害に出会ったら？

[アルコール関連性神経疾患]

◆ 結論から先に

● アル中（≒アルコール依存症，慢性アルコール中毒）の意識障害における主な原因は 5H1W です．

- 低血糖（<u>H</u>ypoglycemia）
- 代謝性アシドーシス（<u>H</u>ypo-pH）
- 低ナトリウム血症（<u>H</u>yponatremia）
- 肝性脳症（<u>H</u>epatic encephalopathy）
- 慢性硬膜下血腫（subdural <u>H</u>ematoma）
- Wernicke 脳症（<u>W</u>erinicke's encephalopathy）

● まず，チアミン（ビタミン B_1）を静注し，次にブドウ糖を静注してから診療，あるいは専門医へ送ります．

◆ そもそも，アル中とは？　多量飲酒とは？

● 厚生労働省は"多量飲酒"を1日平均60 g 以上の飲酒と明確に定義しています．"適度な飲酒"は1日平均20 g までの飲酒です．
● ここでいう 60 g は酒類に含まれる純アルコール量でそれぞれ，ビール（5％）は約1,500 mL，日本酒（15％）は3合弱，ワイン（12％）はグラス6杯弱，焼酎（25度）は300 mL に相当します．
● 量だけでなく飲む時間も問題で，常に一定濃度のアルコールを体内に維持しておくために数時間おきにアルコールを飲み続ける連続飲酒がアル中の重要な診断根拠です．

◆ アル中の意識障害はなぜ起こる？

● アル中では，慢性の食事・水分摂取不足による飢餓状態，脱水状態が背景にあり，多くの要因が複雑に関与していますが，主な原因は 5H1W です [1].

● 多い順に，
　①低血糖，代謝性アシドーシス，低 Na 血症などの代謝異常（Hypoglycemia，Hypo-pH，Hyponatremia）
　②ビタミン B_1 不足による Wernicke 脳症（Werinicke's encephalopathy）
　③肝機能障害に伴う肝性脳症（Hepatic encephalopathy）
　④慢性硬膜下血腫（subdural Hematoma）

◆ まず，すべき対応とは？

● はじめに，バイタルサインと意識レベルの低下（傾眠，混迷，半昏睡，昏睡など），意識内容の変容（せん妄，錯乱，もうろう状態など）をチェックします．

● その後，不可逆的な脳のダメージを回避（ビタミン B_1，ブドウ糖の静注）⇒原因疾患をみきわめるために診察・検査，あるいは専門医へ転送，となります．

● 具体的には，

　①まずビタミン B_1（チアミン酸塩酸塩 100 mg）を静注して，次にブドウ糖（50％ブドウ糖 40 mL）を静注します．このとき，ブドウ糖を先に静注すると，Wernicke 脳症の場合は悪化するため注意が必要です．
　②静注時に血液検査（血糖，電解質，肝腎機能，アンモニア，ビタミン B_1，血算，CRP）および動脈血ガス分析の検体を

32 アル中の意識障害に出会ったら？ ［アルコール関連性神経疾患］

213

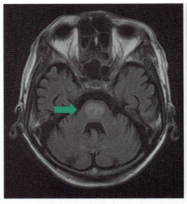 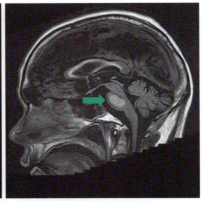

図1 橋中心髄鞘崩壊症の頭部 MRI T1 強調画像（左は横断像，右は矢状断像）
橋の中心に脱髄による高信号域が認められます（➡）．

> 採取します．なお，ビタミン B_1 検査には EDTA-2Na（遮光）の採血管を使用します．
> ③神経所見として，瞳孔・対光反射，眼球の動き，手足の麻痺の有無と腱反射，Babinski 徴候，起立・歩行時のふらつきがないかを診察します．
> ④画像検査を行います．

◆ 低 Na 血症の治療がかえって悪化させることがある？！[1]

- アル中の低 Na 血症を早急に補正したとき，いったんよくなった意識が急速に悪化し重症化する橋中心髄鞘崩壊症を起こすことがあります（図1）．注意すべき医原性の意識障害です．
- では，低 Na 血症の治療はどうするか……．急激な血清浸透圧の変化を起こさないように，補正は"6"の法則で行います．

> ① 0.9％生理食塩水 400 mL ＋ 10％塩化 Na 20 mL を **6 アンプル＝ 3％高張食塩水**を作製し，**0.6 mL/kg/1 時間の速度**で点滴します．
> ② 1 〜 2 時間ごとに血清 Na を測定し，**血清 Na の上昇は 6 mEq/ 日前後**にします．

- 血清 Na 値が 120 mEq/L 以上になれば危機的な状況は脱します．

◆ 肝機能障害があれば肝性脳症に注意

- アル中による肝機能障害があり，高アンモニア血症を呈した意識障害がみられたら肝性脳症です．特徴的な検査所見は，

> ①頭部 MRI T1 強調画像で両側の淡蒼球に高信号域
> ②脳波で左右対称性に同期性に出現する三相波

- 治療は，脱水，電解質異常の補正などの全身管理，便秘の解除をします．高アンモニア血症の改善のために，分枝鎖アミノ酸製剤と非吸収性合成二糖類（ラクツロース）を投与します．

◆ ビタミン B$_1$ 欠乏があれば Wernicke 脳症

- ビタミン B$_1$ の欠乏による脳症で，アル中では頻度が高いです[2]．
- 臨床症候の三徴は，意識障害，運動失調，外眼筋麻痺です．すべてが揃うのは 15％程度，3 割以上は意識障害のみです．
- 血中ビタミン B$_1$ 値の低下があり，チアミンの静注で症状が速やかに改善するのが特徴です．血中ビタミン B$_1$ 値の基準値下限は 20 ng/mL ですが，アル中では 20 〜 25 ng/mL でも Wernicke 脳症が起こります．
- 頭部 MRI T2 強調画像あるいは FLAIR 画像で，乳頭体，中脳水

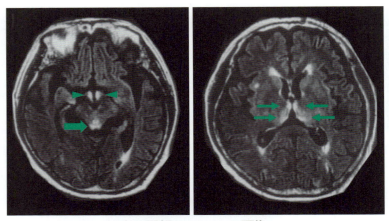

図2 Wernicke脳症の頭部MRI FLAIR画像
乳糖体（▶），中脳水道周囲（➡），視床内側（→）に高信号が認められます．

道周囲，視床内側の高信号域がみられるのが特徴です（**図2**）[2]．感度53％，特異度93％で診断に有効です．
- Wernicke脳症を疑う場合はチアミンの大量静注を行います．1回500 mgのチアミン静注を30分以上かけて1日3回×2日間，その後500 mg静注を1日1回×5日間行います．チアミン塩酸塩は半減期が96分のため，はじめは1日3回点滴します．小柄な患者さんでもアル中の場合は，1回量を300 mg以上にします．

◆ こんな患者さんがいました

症 例

　58歳の男性，日本酒4合/日・30年間の飲酒歴がありました．
　もともと食事は朝・昼だけで夕食は飲酒のみ，単身赴任になりスナック菓子で空腹を満たしていました．2ヵ月後，混迷状態で受診．ブドウ糖とチアミンを静注しましたが症状は

改善せず．血糖 52 mg/dL，ビタミン B₁ 13 ng/mL．直ちにマグネシウム（Mg）を追加検査．低 Mg 血症 1.1 mg/dL を認め，Mg 補充で症状は速やかに改善しました．

低 Mg 血症があるとチアミンは活性型になりません．チアミン反応性が悪いときは低 Mg 血症のチェックが必要です．

Take Home Message

- ▶アル中の意識障害に出会ったら，救急対応を行い，主な原因 5H1W を念頭に診療 or 転送してください．
- ▶低 Na 血症の治療では，"6 の法則"で血清浸透圧を補正しましょう．
- ▶高アンモニア血症がみられる場合は肝性脳症です．
- ▶ビタミン B₁ 欠乏による Wernicke 脳症を疑う場合は，チアミンの大量静注を行いましょう．

【文献】
1）Charness ME et al. N Engl J Med. 1989; **321**: 442
2）Agabio R. Alcohol Alcohol. 2005; **40**: 155

索　引

数字・欧文

数字

1-3-6-12day rule　178
4因子含有濃厚プロトロンビン複合体
　176

A

α-シヌクレイン　106
amyotrophic lateral sclerosis（ALS）　62
aquaporin-4（AQP4）　43
ASPECTS　165
axial symtoms　121

B

behavioral and psychological symptoms
　of dementia（BPSD）　125
bicycle sign　80

C

cervical spondylotic amyotrophy
　（CSA）　62
continuous dopaminergic stimulation
　（CDS）　113
CSTC ループ回路　118

D

deep brain stimulation（DBS）　117
direct oral anticoagulant（DOAC）　171
diseasemodifying drugs（DMD）　187
dual antiplatelet therapy（DAPT）　179
dual-hit 仮説　107
DWI-FLAIR ミスマッチ　160

F

Fisher syndrome（FS）　15

G

globus pallidus interna（GPi）　118
Guillain-Barré syndrome（GBS）　14

I

ICHD-Ⅲ　34
intravenous immunoglobulin（IVIg）
　15

K

kinésie paradoxale　81

L

L-ドパ　110
L-ドパチャレンジテスト　120

M

medically unexplained syndrome
　（MUC）　99
mild cognitive impairment（MCI）
　125
MRI　151
multiple sclerosis（MS）　185

N

neuromyelitis optica（NMOSD）
　43
NIHSS　165
no evidence of disease activities
　（NEDA）　185

219

non-valvular atrial fibrillation
（NVAF）　171

NSAIDs　31

O

Odor stick identification test for Japa-
nese（OSIT-J）　104

P

pharyngeal-cervical-brachial variant
（PCB）　15

Pin1 タンパク　131

R

RBD スクリーニング問診票　106

RNA 異常症　71

rt-PA（recombinant tissue-type plas-
minogen activator）　158

rt-PA 静注療法　158

S

split hand　68

subthalamic nucleus（STN）　118

T

t-PA 静注療法　164

transient ischemic attack（TIA）　179

W

Wernicke 脳症　212

和　文

あ

アスピリン　179

アセチルコリン受容体　37

アミロイド　205

　——β クリアランス　141

アルコール関連性神経疾患　212

アルツハイマー型認知症　145

アルツハイマー病　129

アルテプラーゼ　158

い

意識障害　1

意思決定支援　58

イダルシズマブ　158，174

一次性頭痛　29

一過性脳虚血発作　179

イップス　202

胃瘻　53

咽頭頸部上腕型 GBS　15

う

運動合併症　112

運動失調　83

え

嚥下障害　48

嚥下造影検査　51

嚥下内視鏡　51

延髄最後野　43

お

オレキシン受容体拮抗薬　140

か

がん　129

感覚障害　90

感覚性運動失調　85
感覚トリック　198
眼瞼下垂　36
肝性脳症　212
がん治療　135
がん抑制遺伝子　131

き

奇異性運動反応　81
気管切開　52
嗅覚障害　103
救急神経疾患　1
急性期脳梗塞　164
急性球麻痺　6
急性症候性発作　12
球麻痺　55
胸腺　41
橋中心髄鞘崩壊症　214
ギラン・バレー症候群　14
筋萎縮　55
筋萎縮性側索硬化症　55，62
筋強剛　77

く

くも膜下出血　1
クロピドグレル　179

け

経静脈的免疫グロブリン療法　15
ケイセントラ®　176
頸椎症　62
　──性筋萎縮症　62
軽度認知機能障害　125
けいれん重積　9
けいれん発作　1
血管内治療（血栓回収療法）　164

こ

抗 NMDA 受容体脳炎　195
抗アクアポリン 4 抗体　43
高アンモニア血症　215
抗ガングリオシド抗体　19
交感神経　96
抗血小板薬 2 剤併用療法　179
抗血小板療法　179
行動と心理の症状　125
高齢者てんかん　151
誤嚥　48
　──性肺炎　48
　──防止手術　52
股関節骨折　134
呼吸苦　60
国際頭痛分類第 3 版　34
コリンエステラーゼ阻害薬　148

し

自己免疫性脳炎　194
視刺激　22
四肢麻痺　1
視床下核　118
視神経脊髄炎　43
ジストニア　198
姿勢反射障害　77
自転車徴候　80
しびれ　90
社会福祉的サポート　58
しゃっくり　43
十字サイン　86
重症筋無力症　36
手根管症候群　205
純粋型自律神経失調症　143
小脳性運動失調　83
職業性ジストニア　198
書痙　199
自律神経系　96

221

自律神経失調症　96
神経筋接合部　38
人工呼吸器　59
心身症　99
深部感覚刺激　22
心理検査　127

す

髄膜炎　192
睡眠障害　103，136
筋強直性ジストロフィー　70
ステロイドパルス療法　46
ステントレトリーバー　164

せ

静止時振戦　76
青斑核　105
舌萎縮　56
全身性アミロイドーシス　205
前庭刺激　22
前庭性運動失調　85
前庭代償　22

た

体幹失調　84
体軸症状　121
多系統萎縮症　85
多発性硬化症　185
　──の予後不良因子　189
タファミジス　208
淡蒼球内節　118

ち

チアミン　212
中核症状　125
手斧様顔貌　73
直接経口抗凝固薬　171

て

低血糖　1，212
低ナトリウム血症　212
テネクテプラーゼ　162
てんかん　9，150

と

動作特異性ジストニア　199
特発性レム睡眠行動異常症　105
ドパミンアゴニスト　110
トリプタン　28
トリプレットリピート病　74

に

二次性頭痛　29
ニューロパチー　90
認知機能　123
　──検査　127
　──障害　60
認知症　123，131，136，143，150

の

脳炎　192
脳血管障害　90
脳梗塞　158
脳主幹動脈閉塞　164
脳深部刺激療法　117
脳塞栓　171
脳波　151

は

パーキンソンに伴う認知症　143
パーキンソン病　76，103，110，
　117，143

ひ

非けいれん性てんかん重積状態　10
非心原性脳梗塞　179

ビタミン B$_1$　212
ビタミン K 拮抗薬　171
非ヘルペス性辺縁系脳炎　194
非弁膜症性心房細動　171
表現促進現象　74
病態修飾薬　187

ふ
フィッシャー症候群　15
副交感神経　96
複視　38
不定愁訴症候群　97
不眠　137
ふらつく　83
プリズバインド®　174
フレイル　24
分子相同性機序　19

へ
ヘルペス脳炎　193
辺縁系脳炎　194
片頭痛　28
ベンゾジアゼピン（BZD）系睡眠薬
　136

ほ
傍腫瘍性辺縁系脳炎　194
補体　19

ま
末梢神経障害　90

み
ミオトニア　73

む
無動　77

め
めまい　21
　――リハ　21
メラトニン受容体作動薬　140

も
もの忘れ　150

や
野生型 ATTR アミロイドーシス　208

り
リオスコア　188
リハビリテーション　58

れ
レビー小体型認知症　143
レビー小体病　143
レム睡眠行動異常症　103

ろ
老人性全身性アミロイドーシス　208
ロコモティブシンドローム　24

223

むかしの頭で診ていませんか？　神経診療をスッキリまとめました

2019 年 6 月 1 日　第 1 版第 1 刷発行	編集者　宮嶋裕明
2021 年 7 月 20 日　第 1 版第 2 刷発行	発行者　小立鉦彦

発行所　株式会社　南 江 堂
〒113-8410 東京都文京区本郷三丁目 42 番 6 号
☎(出版) 03-3811-7236　(営業) 03-3811-7239
ホームページ https://www.nankodo.co.jp/
印刷・製本　壮光舎印刷
装丁　花村 広

Learn Clinical Neurology in Fast and Easy Way
ⒸNankodo Co., Ltd., 2019

定価は表紙に表示してあります．
落丁・乱丁の場合はお取り替えいたします．
ご意見・お問い合わせは，ホームページまでお寄せください．

Printed and Bound in Japan
ISBN978-4-524-24891-9

本書の無断複写を禁じます．

JCOPY 〈出版者著作権管理機構　委託出版物〉
本書の無断複写は，著作権法上での例外を除き，禁じられています．複写される場合は，そのつど事前に，
出版者著作権管理機構 (TEL 03-5244-5088，FAX 03-5244-5089，e-mail: info@jcopy.or.jp) の許諾
を得てください．

本書をスキャン，デジタルデータ化するなどの複製を無許諾で行う行為は，著作権法上での限られた例外
(「私的使用のための複製」など) を除き禁じられています．大学，病院，企業などにおいて，内部的に業
務上使用する目的で上記の行為を行うことは私的使用には該当せず違法です．また私的使用のためであっ
ても，代行業者等の第三者に依頼して上記の行為を行うことは違法です．

「専門ではない」けれども「診る機会がある」あなたへ

日常の診療に役立つ知っておくと便利な各領域の知識をスッキリとまとめました．
①各項目の冒頭に結論を掲載 ②一般臨床医が遭遇する可能性が高い病態に絞って解説
③「具体的にどうするのか」「なぜ考え方が変わったのか」など，要点をギュッと凝縮．
「○○は専門ではない」けれども「○○を診る機会がある」あなたに．

むかしの頭で診ていませんか？

シリーズ 第⑩弾！

◆各 A5 判・定価 4,180 円（本体 3,800 円＋税 10%）

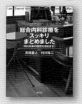

●編集　髙橋重人・村川裕二

むかしの頭で診ていませんか？
総合内科診療をスッキリまとめました
内科外来の隙間を埋めます！

「内科外来のメンタルヘルス」「不眠症と睡眠薬」「女性の訴え」
「クリニックで使う漢方薬」など，36題を厳選．

2021.6. 刊行

●編集　村川裕二

むかしの頭で診ていませんか？
循環器診療をスッキリまとめました

2015.8. 刊行

●編集　神田善伸

むかしの頭で診ていませんか？
血液診療をスッキリまとめました

2017.10. 刊行

●編集　滝澤 始

むかしの頭で診ていませんか？
呼吸器診療をスッキリまとめました

2017.11. 刊行

●編集　森 保道・大西由希子

むかしの頭で診ていませんか？
糖尿病診療をスッキリまとめました

2017.12. 刊行

●編集　宮嶋裕明

むかしの頭で診ていませんか？
神経診療をスッキリまとめました

2019.6. 刊行

●編集　長田太助

むかしの頭で診ていませんか？
腎臓・高血圧診療をスッキリまとめました

2019.6. 刊行

●編集　三村俊英

むかしの頭で診ていませんか？
膠原病診療をスッキリまとめました
リウマチ，アレルギーも載ってます！

2019.10. 刊行

●編集　加藤直也

むかしの頭で診ていませんか？
消化器診療をスッキリまとめました

2020.11. 刊行

●編集　林 伸和

むかしの頭で診ていませんか？
皮膚診療をスッキリまとめました

2020.11. 刊行